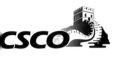

中国临床肿瘤学会（CSCO）

胃肠间质瘤诊疗指南 2023

GUIDELINES OF CHINESE SOCIETY OF CLINICAL ONCOLOGY (CSCO)

GASTROINTESTINAL STROMAL TUMORS

中国临床肿瘤学会指南工作委员会　组织编写

人民卫生出版社

·北京·

U0287964

图书在版编目（CIP）数据

中国临床肿瘤学会（CSCO）胃肠间质瘤诊疗指南.
2023 / 中国临床肿瘤学会指南工作委员会组织编写.—
北京：人民卫生出版社，2023.8（2023.10重印）

　ISBN 978-7-117-35116-4

　Ⅰ.①中…　Ⅱ.①中…　Ⅲ.①胃肠病－间皮瘤－诊疗
－指南　Ⅳ.①R735-62

　中国国家版本馆 CIP 数据核字（2023）第 140375 号

人卫智网　www.ipmph.com　医学教育、学术、考试、健康，购书智慧智能综合服务平台

人卫官网　www.pmph.com　　人卫官方资讯发布平台

中国临床肿瘤学会（CSCO）胃肠间质瘤诊疗指南 2023

Zhongguo Linchuang Zhongliu Xuehui（CSCO）Weichang Jianzhi Liu Zhenliao Zhinan 2023

组织编写：中国临床肿瘤学会指南工作委员会	**经　　销：**新华书店
出版发行：人民卫生出版社（中继线 010-59780011）	**开　　本：**787×1092　1/32　　印张：3
地　　址：北京市朝阳区潘家园南里 19 号	**字　　数：**80 千字
邮　　编：100021	**版　　次：**2023 年 8 月第 1 版
E - mail：pmph@pmph.com	**印　　次：**2023 年 10 月第 2 次印刷
购书热线：010-59787592　010-59787584　010-65264830	**标准书号：**ISBN 978-7-117-35116-4
印　　刷：北京顶佳世纪印刷有限公司	**定　　价：**50.00 元

打击盗版举报电话：010-59787491　E-mail：WQ@pmph.com
质量问题联系电话：010-59787234　E-mail：zhiliang@pmph.com
数字融合服务电话：4001118166　　E-mail：zengzhi@pmph.com

中国临床肿瘤学会指南工作委员会

组　长　徐瑞华　　李　进

副组长　（以姓氏汉语拼音为序）

　　　　程　颖　　樊　嘉　　郭　军　　江泽飞　　梁　军
　　　　梁后杰　　马　军　　秦叔逵　　王　洁　　吴令英
　　　　吴一龙　　殷咏梅　　于金明　　朱　军

中国临床肿瘤学会 （CSCO）
胃肠间质瘤诊疗指南

2023

组　　　长　叶颖江

副　组　长（以姓氏汉语拼音为序）

曹　晖　何裕隆　李　健　李　勇（河北）
梁　寒　秦叔逵　沈　琳　唐　磊　王　坚
张　波

秘　书　组　高志冬　齐长松

专家组成员（以姓氏汉语拼音为序）（*为参与执笔与修订专家）

曹　晖* 上海交通大学医学院附属仁济医院胃肠外科
陈路川　福建省肿瘤医院胃肠外科
高志冬* 北京大学人民医院胃肠外科
何裕隆　中山大学附属第七医院胃肠外科
侯英勇* 复旦大学附属中山医院病理科

李　健 *　北京大学肿瘤医院消化肿瘤内科

李　勇 *　河北医科大学第四医院外三科

李　勇　广东省人民医院胃肠外科

李永强　广西医科大学附属肿瘤医院肿瘤内科

梁　寒　天津市肿瘤医院胃外科

刘洪俊　山东省立医院保健外科

刘秀峰 *　中国人民解放军东部战区总医院秦淮医疗区全军肿瘤中心

秦叔逵 *　南京天印山医院

邱海波　中山大学肿瘤防治中心胃外科

沈　琳 *　北京大学肿瘤医院消化肿瘤内科

沈坤堂 *　复旦大学附属中山医院胃肠外科

唐　磊 *　北京大学肿瘤医院影像诊断科

陶凯雄 *　华中科技大学同济医学院附属协和医院胃肠外科

汪　明[*]　上海交通大学医学院附属仁济医院胃肠外科

王　坚[*]　复旦大学附属肿瘤医院病理科

王　屹[*]　北京大学人民医院影像诊断科

王海江　新疆医科大学附属肿瘤医院胃肠外科

吴　欣[*]　中国人民解放军总医院第一医学中心普外科

伍小军　中山大学肿瘤防治中心结直肠外科

徐文通　中国人民解放军总医院第一医学中心普外科

叶　庆[*]　中国科学技术大学附属第一医院临床病理中心

叶颖江[*]　北京大学人民医院胃肠外科

张　波[*]　四川大学华西医院胃肠外科

张　军　重庆医科大学附属第一医院胃肠外科

张　鹏[*]　华中科技大学同济医学院附属协和医院胃肠外科

张洪伟　无锡明慈心血管病医院消化中心

张瑞星[*]　河北医科大学第四医院消化内科

张信华[*]　中山大学附属第一医院胃肠外科

赵　岩　辽宁省肿瘤医院胃肠外科

郑志超　辽宁省肿瘤医院胃肠外科

周　烨[*]　复旦大学附属肿瘤医院胃外科

周永建[*]　福建医科大学附属协和医院胃外科

朱玉萍　浙江省肿瘤医院结直肠外科

庄　兢　河南省肿瘤医院普外科

　　基于循证医学证据、兼顾诊疗产品的可及性、吸收精准医学新进展，制定中国常见肿瘤的诊断和治疗指南，是中国临床肿瘤学会（CSCO）的基本任务之一。近年来，临床诊疗指南的制定出现新的趋向，即基于诊疗资源的可及性，这尤其适合于发展中国家，以及地区差异性显著的国家和地区。中国是幅员辽阔、地区经济和学术发展不平衡的发展中国家，CSCO 指南需要兼顾地区发展差异、药物和诊疗手段的可及性及肿瘤治疗的社会价值三个方面。因此，CSCO 指南的制定，要求每一个临床问题的诊疗意见根据循证医学证据和专家共识度形成证据类别，同时结合产品的可及性和效价比形成推荐等级。证据类别高、可及性好的方案，作为 I 级推荐；证据类别较高、专家共识度稍低，或可及性较差的方案，作为 II 级推荐；临床实用，但证据类别不高的，作为 III 级推荐。CSCO 指南主要基于国内外临床研究成果和 CSCO 专家意见，确定推荐等级，以便于大家在临床实践中参考使用。CSCO 指南工作委员会相信，基于证据、兼顾可及、结合意见的指南，更适合我国的临床实际。我们期待得到大家宝贵的反馈意见，并将在指南更新时认真考虑、积极采纳合理建议，保持 CSCO 指南的科学性、公正性和时效性。

中国临床肿瘤学会指南工作委员会

目录

CSCO 诊疗指南证据类别 · 1

CSCO 诊疗指南推荐等级 · 2

CSCO 胃肠间质瘤诊疗指南 2023 更新要点 · 3

1 胃肠间质瘤的病理诊断 · 5

1.1 病理检测基本原则 · 6

1.2 免疫组织化学检测 · 9

1.3 分子诊断适应人群 · 10

1.4 分子检测内容 · 11

1.5 危险度评估与预后分组 · 12

2 胃肠间质瘤影像诊断 · 15

3 胃肠间质瘤外科治疗 · 21

3.1 胃肠间质瘤外科治疗 · 22

3.2 小胃肠间质瘤的治疗 · 25

3.3 原发可切除胃肠间质瘤的手术治疗 · 29

3.3.1 胃、十二指肠及小肠胃肠间质瘤 · 29

3.3.2 结直肠及胃肠外胃肠间质瘤 · 32

3.4 胃肠间质瘤的新辅助治疗 · 35

目录

3.5　复发转移性胃肠间质瘤的手术治疗　·　39

3.6　伴需急诊处理症状的胃肠间质瘤的治疗　·　42

4　胃肠间质瘤药物治疗　·　**45**

4.1　原发胃肠间质瘤根治术后辅助治疗　·　46

4.2　转移性胃肠间质瘤系统药物治疗　·　49

4.2.1　转移性胃肠间质瘤一线治疗　·　49

4.2.2　伊马替尼一线治疗后与局部治疗的联合应用　·　52

4.2.3　转移性胃肠间质瘤二线治疗　·　55

4.2.4　转移性胃肠间质瘤三线治疗　·　58

4.2.5　转移性胃肠间质瘤四线治疗　·　60

4.2.6　转移性胃肠间质瘤四线治疗失败之后的选择　·　61

4.2.7　基因突变与药物治疗效果相关性　·　62

5　随访　·　**65**

6　附录　·　**69**

6.1　原发胃肠间质瘤危险度分级（CSCO 胃肠间质瘤诊治共识 GIST 危险度分级 2017 修改版）　·　70

6.2 肿瘤大小和核分裂计数与胃肠间质瘤预后相关性（基于 AFIP 大系列随访研究） · 71

6.3 原发胃肠间质瘤疾病进展风险评价（AFIP） · 73

6.4 胃肠间质瘤 TNM 分期 · 74

6.5 GIST 影像学规范化报告内容 · 75

6.6 RECIST 及 Choi 标准 · 77

6.7 GIST 病理诊断流程 · 79

6.8 GIST 影像学鉴别诊断流程 · 81

CSCO 诊疗指南证据类别

类别	水平	来源	CSCO 专家共识度
1A	高	严谨的 meta 分析、大型随机对照研究	一致共识 （支持意见 ≥80%）
1B	高	严谨的 meta 分析、大型随机对照研究	基本一致共识 （支持意见 60%~<80%）
2A	稍低	一般质量的 meta 分析、小型随机对照研究、设计良好的大型回顾性研究、病例-对照研究	一致共识 （支持意见 ≥80%）
2B	稍低	一般质量的 meta 分析、小型随机对照研究、设计良好的大型回顾性研究、病例-对照研究	基本一致共识 （支持意见 60%~<80%）
3	低	非对照的单臂临床研究、病例报告、专家观点	无共识，且争议大 （支持意见 <60%）

证据特征

CSCO 诊疗指南推荐等级

推荐等级	标准
Ⅰ 级推荐	**1A 类证据和部分 2A 类证据** CSCO 指南将 1A 类证据，以及部分专家共识度高且在中国可及性好的 2A 类证据，作为 Ⅰ 级推荐。具体为：适应证明确、可及性好、肿瘤治疗价值稳定，纳入《国家基本医疗保险、工伤保险和生育保险药品目录》的诊治措施
Ⅱ 级推荐	**1B 类证据和部分 2A 类证据** CSCO 指南将 1B 类证据，以及部分在中国可及性欠佳，但专家共识度较高的 2A 类证据，作为 Ⅱ 级推荐。具体为：国内外随机对照研究，提供高级别证据，但可及性差或者效价比不高；对于临床获益明显但价格较贵的措施，考虑患者可能获益，也可作为 Ⅱ 级推荐
Ⅲ 级推荐	**2B 类证据和 3 类证据** 对于某些临床上习惯使用，或有探索价值的诊治措施，虽然循证医学证据相对不足，但专家组意见认为可以接受的，作为 Ⅲ 级推荐

CSCO 胃肠间质瘤诊疗指南 2023
更新要点

1.1　病理检测基本原则

Ⅰ级推荐中，增加免疫组化 SDHA 的检测。

1.2　免疫组织化学检测

经典型 GIST 中，去除 SDHB（胃）的推荐；SDHB 缺陷型 GIST 中，去除 SDHB 与 SDHA 检测"胃"的括号标注。

1.4　分子检测内容

野生型 GIST 原Ⅱ级推荐的二代基因测序（NGS）前移至Ⅰ级推荐。

2　胃肠间质瘤影像诊断

影像学方法选择注释 g，增加 FAPI-PET 的描述，添加参考文献 11。此外，更新部分参考文献。

3.3.1　胃、十二指肠及小肠胃肠间质瘤

将"腹腔镜切除"改为"微创手术"，并添加参考文献。

3.4　胃肠间质瘤的新辅助治疗

增加 NRTK 融合 GIST、SDHB 缺陷型 GIST 与 BRAF 突变 GIST 的注释 f，并添加参考文献。

4.2.3　转移性胃肠间质瘤二线治疗

将瑞派替尼Ⅱ级推荐改为瑞派替尼Ⅰ级推荐（原发 *KIT* 外显子 11 突变），并更新相关注释。

4.2.7　基因突变与药物治疗效果相关性

增加瑞派替尼二线治疗对 *KIT* 外显子 11 突变敏感性的描述。

6　附录

6.7 中，增加 SDHB 缺陷型 GIST 病理诊断流程，并删除了原注释。

1 胃肠间质瘤的病理诊断

1.1 病理检测基本原则[1]

标本类型	I 级推荐					II 级推荐	III 级推荐
	大体检查[a]	镜下检查	免疫组化	分子检测	危险度评估		
活检[b,c]	标本类型 部位 组织大小和数目	组织学类型[i]	CD117 DOG-1 Ki67 SDHB（胃） SDHA[d]	拟行靶向治疗 继发性耐药	不评估		
手术标本[c,e,f,g]	标本类型 组织大小和数目 肿瘤有无破裂[h]	组织学类型[i] 核分裂象计数（5mm²）[j] 切缘或假包膜情况	CD117 DOG-1 Ki67 SDHB（胃） SDHA[d]	拟行靶向治疗 继发性耐药	CSCO 胃肠间质瘤诊治共识 GIST 危险度分级2017 修改版（NIH2008改良版）	CD34（免疫组化） 低危 GIST 分子检测和野生型NGS WHO 预后分组/AFIP 风险评估	PDGFRA（免疫组化） 其他病理学特征[k] 新鲜组织留取[l]

【注释】

a 拍摄标本在新鲜状态下及固定以后的大体形态，包括外观和切面，标本下方放置标尺。

b 内镜活检标本：核对临床送检标本数量、每块组织的大小，送检活检标本必须全部取材。将标本包于纱布或柔软的透水纸中，以免丢失，必要时加以染料标记；细针穿刺和空芯针穿刺活检标本：标明穿刺组织的数目、每块组织的大小，包括直径和长度，全部取材。

c 各类活检标本取出后立即固定，各类手术标本应在离体后 30min 内固定。室温下，采用 10% 甲醛溶液固定，固定液至少 3 倍于标本体积。标本固定时间应为 6~48h，以保证后续的免疫组织化学和分子生物学检测的可行性和准确性。其中活检标本：6~48h；手术标本：12~48h。对于直径 ≥2cm 的肿瘤组织，必须每隔 1cm 予以切开，以便充分固定。

d SDHB 缺失表达者（SDH 缺陷型 GIST）加做 SDHA 标记。

e 测量肿瘤 3 个径线（长径、纵径和横径）的大小，视不同质地和颜色予以充分取材，如有坏死，也包括坏死灶。若肿块最大径<2cm，全部取材；若肿块最大径 ≤5cm，应至少每 1cm 取材 1 块，必要时全部取材；若肿块最大径>5cm，应每 1cm 至少取材 1 块，如 10cm 的肿块至少取材 10 块。推荐取材组织块体积：不大于 2cm×1.5cm×0.3cm。靶向治疗后的手术标本，需仔细观察原肿瘤部位的改变并进行记录，根据疑似病变大小按常规进行充分取材，必要时全部取材。

f 取材剩余组织保存在标准固定液中，以备根据镜下观察诊断需求而随时补充取材，或以备在病理诊断报告签发后接到临床反馈信息时复查大体标本或补充取材。应始终保持充分的固定液量和甲醛浓度，避免标本干枯或因固定液量不足或浓度降低而致组织腐变。

g 剩余标本处理的时限：建议在病理诊断报告签发 2 周后，未接到临床反馈信息、未发生因外院会诊意见分歧而要求复审等情形后，由医院按相关规定处理。

h 肿瘤破裂情况：①肿瘤完整性受到破坏（破裂），合并或不合并肿瘤组织细胞溢出；②血性腹水；③肿瘤部位胃肠道穿孔；④分块切除肿瘤、肿瘤切开和肿瘤内解剖。文献认为以下 4 种情况不纳入 GIST 危险度分级的肿瘤破裂范畴：①肿瘤部位的黏膜缺损、肿瘤向胃肠道腔内破裂或造成消化道出血；②镜下肿瘤细胞的腹膜浸透或仅有医源性的腹膜破损；③未发生并发症的经浆膜面空芯针或细针穿刺活检；④ R1 切除者。上述 GIST 肿瘤破裂或非破裂的临床情况，可以由自发性或医源性原因造成。

i 组织学类型包括梭形细胞型、上皮样型、上皮样 - 梭形细胞混合型、去分化型。

j 显微镜目镜为 22mm 时，$5mm^2$ 相当于 21 个高倍（×40）视野。

k 不良生物学行为的病理学特征包括明显异型、浸润黏膜 / 肌层 / 神经 / 脂肪、肿瘤性坏死、围绕血管呈簇状生长。囊性变往往提示预后好，黏液变性意义未明[2-4]。

l 对手术切除标本，有条件的单位（如建有生物样本库者），在获得患者知情同意后，在标本固定前留取不影响病理诊断的适量新鲜组织放入液氮中，然后再移置 -80℃ 超低温冰箱，以备日后检测和研究之用。

1.2 免疫组织化学检测

病理类型	Ⅰ级推荐	Ⅱ级推荐	Ⅲ级推荐
经典型 GIST	CD117，DOG-1，Ki67	CD34	PDGFRA
SDH 缺陷型 GIST [a]	CD117，DOG-1，SDHB，SDHA，Ki67	SDHA（非胃）	
NF1 相关性 GIST [b]	CD117，DOG-1，Ki67	Neurofibromin [c]	
BRAF 突变型 GIST [d]	CD117，DOG-1，Ki67	BRAF	
NTRK3 重排 GIST [e]	CD117，DOG-1，Ki67，pan-TRK		

【注释】

a SDH 缺陷型 GIST 多发生在胃，以无 KIT/PDGFRA 突变和 SDHB 缺失表达为特征，SDHA 缺失表达提示 SDHA 突变[5-7]。

b 在 I 型神经纤维瘤病中的发生率为 7%，GIST 发生于小肠，常为多结节性，瘤细胞表达 CD117 和 DOG-1，但分子检测 KIT/PDGFRA 无突变[8]。

c 推荐抗体为 clone NFC。

d BRAF 突变在 GIST 中发生率较低[9-10]，推荐检测抗体为 clone VE1。

e NTRK3 重排在 GIST 中发生率很低[11]，推荐检测抗体为 clone EPR17341。

f ALK 重排可能会在野生型 GIST 中检测到[12]。

1.3 分子诊断适应人群

GIST 分子诊断	Ⅰ级推荐	Ⅱ级推荐	Ⅲ级推荐
分子诊断适应人群	• 拟行靶向治疗 a • 继发性耐药	• 低危 GIST • 疑难病例明确诊断 • 同时性或异时性多原发 GIST • 如一代测序检测为野生型 GIST，可行二代基因测序（NGS）b	• 小 GIST • 微小 GIST c

【注释】

a 包括：①原发可切除 GIST 术后评估为中 - 高危；②活检病理证实为 GIST，不能手术；③活检病理证实为 GIST，术前拟行靶向治疗；④复发性和转移性 GIST[13]。

b 包括 SDH 缺陷型、NF1 相关型、*BRAF* 突变型、*KRAS* 突变型、*PIK3A* 突变型、*FGFR1* 重排、*NTRK3* 重排和 *BRAF* 重排 GIST[5-16]。

c 不包括危险度评估为中危者（≤2cm，核分裂象 6~10 个 /5mm^2）与高危者（≤2cm，核分裂象 >10 个 /5mm^2）。

胃肠间质瘤的病理诊断

1.4 分子检测内容

病理类型	Ⅰ级推荐	Ⅱ级推荐	Ⅲ级推荐
经典型 GIST	Sanger 测序 外显子突变检测包括 *KIT*：9，11，13，17 *PDGFRA*：12，14，18	二代基因测序（NGS）[a]	
继发耐药突变 GIST	增加 *KIT*：14，18	NGS[a]	
野生型 GIST	NGS[a]		FISH[b]

【注释】

a 检测基因突变包括 *KIT*、*PDGFRA*、*SDHA*、*SDHB*、*SDHC*、*SDHD*、*BRAF*、*NF1*、*KRAS* 和 *PIK3CA*，检测基因重排包括 *FGFR1*、*NTRK3* 和 *BRAF*[16]。其中 *SDHA*、*SDHB*、*SDHC*、*SDHD*、*NF1* 检测胚系变异，SDH 亚单位多为胚系变异，Carney 三联征涉及 *SDHC* 表观突变（促进子甲基化），其他基因检测体系变异。

b *NTRK3* 和 *BRAF* 基因重排可采用 FISH 检测[17]，或加做 FISH 用以验证 NGS 检测结果[10]。

1.5 危险度评估与预后分组

原发性 GIST	I 级推荐	II 级推荐	III 级推荐
危险度评估、预后分组和风险评估系统及 TNM 分期[a]	中国共识 2017 修改版即 NIH 2008 改良版[18-19]（详见 6.1）	WHO 预后分组 /AFIP 风险评估[20-21]（详见 6.2、6.3）	TNM 分期[20-21]（详见 6.4）

【注释】

a　危险度评估和预后分组仅适用于术前未行靶向治疗经手术切除的原发性 GIST。与其他恶性肿瘤不同，除 SDH 缺陷型 GIST 外，非 SDH 缺陷型 GIST 极少发生淋巴结转移。

参考文献

[1]《胃肠间质瘤病理诊断临床实践指南 (2022 版)》编写专家委员会 . 胃肠间质瘤病理诊断临床实践指南 (2022 版). 中华病理学杂志 , 2022, 51 (10): 959-969.

[2] HOU YY, LU SH, ZHOU Y, et al. Predictive values of clinical and pathological parameters for malignancy of gastrointestinal stromal tumors. Histol Histopathol, 2009, 24 (6): 737-747.

[3] HOU YY, LU SH, ZHOU Y, et al. Stage and histological grade of gastrointestinal stromal tumors based on a new approach are strongly associated with clinical behaviors. Mod Pathol, 2009, 22 (4): 556-569.

［4］ XUE A, YUAN W, GAO X, et al. Gastrointestinal stromal tumors (GISTs) with remarkable cystic change: A specific subtype of GISTs with relatively indolent behaviors and favorable prognoses. J Cancer Res Clin Oncol, 2019, 145 (6): 1559-1568.

［5］ MIETTINEN M, LASOTA J. Succinate dehydrogenase deficient gastrointestinal stromal tumors (GISTs): A review. Int J Biochem Cell Biol, 2014, 53: 514-519.

［6］ LIU W, ZENG X, WU X, et al. Clinicopathologic study of succinate-dehydrogenase-deficient gastrointestinal stromal tumors: A single-institutional experience in China. Medicine (Baltimore), 2017, 96 (32): e7668.

［7］ DWIGHT T, BENN DE, CLARKSON A, et al. Loss of SDHA expression identifies SDHA mutations in succinate dehydrogenase-deficient gastrointestinal stromal tumors. Am J Surg Pathol, 2013, 37 (2): 226-233.

［8］ MIETTINEN M, FETSCH JF, SOBIN LH, et al. Gastrointestinal stromal tumors in patients with neurofibromatosis 1: A clinicopathologic and molecular genetic study of 45 cases. Am J Surg Pathol, 2006, 30 (1): 90-96.

［9］ MIRANDA C, NUCIFORA M, MOLINARI F, et al. KRAS and BRAF mutations predict primary resistance to imatinib in gastrointestinal stromal tumors. Clin Cancer Res, 2012, 18 (6): 1769-1776.

［10］ TORRENCE D, XIE Z, ZHANG L, et al. Gastrointestinal stromal tumors with BRAF gene fusions: A report of two cases showing low or absent KIT expression resulting in diagnostic pitfalls. Genes Chromosomes Cancer, 2021, 60 (12): 789-795.

［11］ BRENCA M, ROSSI S, POLANO M, et al. Transcriptome sequencing identifies ETV6-NTRK3 as a gene fusion involved in GIST. J Pathol, 2016, 238 (4): 543-549.

［12］ HUANG W, YUAN W, REN L, et al. A novel fusion between CDC42BPB and ALK in a patient with quadruple wild-type gastrointestinal stromal tumor. Mol Genet Genomic Med, 2022, 10 (5): e1881.

［13］ LASOTA J, FELISIAK-GOLABEK A, WASAG B, et al. Frequency and clinicopathologic profile of PIK3CA mutant GISTs: Molecular genetic study of 529 cases. Mod Pathol, 2016, 29 (3): 275-282.

［14］ 曹晖, 汪明. 基因突变检测在胃肠间质瘤诊断和治疗中的应用及其价值. 中华胃肠外科杂志, 2013, 16 (3): 208-211.

［15］ SHI E, CHMIELECKI J, TANG CM, et al. FGFR1 and NTRK3 actionable alterations in "Wild-Type" gastrointestinal stromal tumors. J Transl Med, 2016, 14 (1): 339.

［16］ VANDEN BEMPT I, VANDER BORGHT S, SCIOT R, et al. Comprehensive targeted next-generation sequencing approach in the molecular diagnosis of gastrointestinal stromal tumor. Genes Chromosomes Cancer, 2021, 60 (4): 239-249.

［17］ CASTILLON M, KAMMERER-JACQUET SF, CARIOU M, et al. Fluorescent in situ hybridization must be preferred to pan-TRK immunohistochemistry to diagnose NTRK3-rearranged gastrointestinal stromal tumors (GIST). Appl Immunohistochem Mol Morphol, 2021, 29 (8): 626-634.

［18］ 中国临床肿瘤学会胃肠间质瘤专家委员会. 中国胃肠道间质瘤诊断治疗共识 (2017 年版). 肿瘤综合治疗电子杂志, 2018, 4 (1): 31-43.

［19］ LI J, YE Y, WANG J, et al. Chinese consensus guidelines for diagnosis and management of gastrointestinal stromal tumor. Chin J Cancer Res, 2017, 29 (4): 281-293.

［20］ WHO CLASSIFICATION OF TUMOURS EDITORIAL BOARD. Digestive system tumours. 5th ed. Lyon: IARC Press, 2019.

［21］ MIETTINEN M, LASOTA J. Gastrointestinal stromal tumors: pathology and prognosis at different sites. Semin Diagn Pathol, 2006, 23 (2): 70-83.

胃肠间质瘤的病理诊断

2　胃肠间质瘤影像诊断

影像学方法选择

目的	I 级推荐	II 级推荐	III 级推荐
检出定位	平扫 + 增强 CT [a]（1A 类）	平扫 + 增强 MRI [b]（2A 类）	
诊断和鉴别诊断	平扫 + 增强 CT [c]（1A 类）	平扫 + 增强 MRI（2A 类）	
危险度评估	平扫 + 增强 CT [d]（1B 类）	平扫 + 增强 MRI（2A 类）	功能影像学检查 [e]（3 类）
靶向治疗疗效评价	平扫 + 增强 CT [f]（1A 类）	PET/CT [g]（1B 类） 平扫 + 增强 MRI（2A 类）	功能影像学检查 [h]（3 类）

【注释】

a CT 是 GIST 首选的影像检查方法[1]。多平面重组（至少包括轴位、冠状位和矢状位）可提高 GIST 起源及分型判定的准确性，客观反映肿瘤与周围脏器的关系。扫描时相至少包括平扫、动脉期和静脉期，平扫判断瘤内出血及计算强化幅度，动脉期显示肿瘤供血动脉，静脉期 CT 值可辅助 Choi 标准评效应用。

b MRI 作为 CT 增强扫描禁忌或怀疑肝转移时进一步检查的手段。直肠 GIST 推荐 MRI 作为首选检查方法[2]。多平面扫描至少包括轴位、冠状位和矢状位。直肠 GIST 需行垂直和平行于肿瘤长轴的高分辨率 MRI 扫描。扩散加权成像（diffusion-weighted imaging，DWI）可间接反映肿瘤细胞及间质密度，辅助肿瘤危险度判断及治疗效果评价。

c 详细描述诊断和鉴别诊断相关的影像学征象特征（见 6.5）。

d 影像学测量肿瘤大小可作为简单的危险度评价标准，一般胃部以 5cm 为界，小肠以 3cm 为界。此外，肿瘤黏膜面溃疡、内部坏死、形状不规则、边缘模糊浸润、供血/引流血管扩张（EVFDM）、邻近脏器侵犯常提示为高危险度影像征象[3-4]。近期研究指出影像组学标签可辅助 GIST 危险度评估[5]。

e PET/CT[6] 及 MRI 扩散加权成像（DWI）[7] 可为 GIST 危险度评价提供辅助指标。

f GIST 治疗后体积缩小不明显或以坏死、囊变为主要征象者，建议参考 Choi 标准（见 6.6）[8]。目前证据表明 Choi 标准仅适于伊马替尼一线治疗患者，在舒尼替尼二线治疗中的应用尚存争议[9]。

g PET 功能成像 SUV 值可辅助 GIST 疗效评价，通过检测肿瘤内部代谢改变，早于形态学之前预测疗效[10]。但受限于卫生经济学因素，目前仅作为 CT 评效受限病例的备选手段。FAPI-PET 成像有潜力进一步提高 GIST 病灶的检出和显示[11]。

h 小样本研究提示功能影像指标可辅助 GIST 治疗评效，如 MRI 扩散加权成像的 ADC 值[12]、双能 CT 显像的碘浓度值[13] 等。

胃肠间质瘤影像诊断

参考文献

[1] 中国医师协会外科医师分会胃肠道间质瘤诊疗专业委员会, 中华医学会外科学分会胃肠外科学组. 胃肠间质瘤规范化外科治疗中国专家共识 (2018 版). 中国实用外科杂志, 2018, 38 (9): 965-973.

[2] CASALI PG, ABECASSIS N, ARO HT, et al. Gastrointestinal stromal tumours: ESMO-EURACAN clinical practice guidelines for diagnosis, treatment and follow-up. Ann Oncol, 2018, 29 (Suppl 4): iv68-iv78.

[3] CHEN T, XU L, DONG X, et al. The roles of CT and EUS in the preoperative evaluation of gastric gastrointestinal stromal tumors larger than 2cm. Eur Radiol, 2019, 29 (5): 2481-2489.

[4] IANNICELLI E, CARBONETTI F, FEDERICI GF, et al. Evaluation of the relationships between computed tomography features, pathological findings, and prognostic risk assessment in gastrointestinal stromal tumors. J Comput Assist Tomogr, 2017, 41 (2): 271-278.

[5] JIA X, WAN L, CHEN X, et al. Risk stratification for 1-to 2-cm gastric gastrointestinal stromal tumors: visual assessment of CT and EUS high-risk features versus CT radiomics analysis. Eur Radiol, 2023, 33 (4): 2768-2778.

[6] WONG CS, CHU YC, KHONG PL. Unusual features of gastrointestinal stromal tumor on PET/CT and CT imaging. Clin Nucl Med, 2011, 36 (3): e1-e7.

[7] YU MH, LEE JM, BAEK JH, et al. MRI features of gastrointestinal stromal tumors. AJR Am J Roentgenol, 2014, 203 (5): 980-991.

[8] CHOI H, CHARNSANGAVEJ C, FARIA SC, et al. Correlation of computed tomography and positron emission tomography in patients with metastatic gastrointestinal stromal tumor treated at a single institution with imatinib mesylate: Proposal of new computed tomography response criteria. J Clin Oncol, 2007, 25 (13): 1753-1759.

[9] DUDECK O, ZEILE M, REICHARDT P, et al. Comparison of RECIST and Choi criteria for computed tomographic response evaluation in patients with advanced gastrointestinal stromal tumor treated with sunitinib. Ann Oncol, 2011, 22 (8): 1828-1833.

[10] PRIOR JO, MONTEMURRO M, ORCURTO MV, et al. Early prediction of response to sunitinib after imatinib failure by ^{18}F-fluorodeoxyglucose positron emission tomography in patients with gastrointestinal stromal tumor. J Clin Oncol, 2009, 27 (3): 439-445.

[11] WU C, ZHANG X, ZENG Y, et al.[18F] FAPI-42 PET/CT versus [18F] FDG PET/CT for imaging of recurrent or metastatic gastrointestinal stromal tumors. Eur J Nucl Med Mol Imaging, 2022, 50 (1): 194-204.

[12] TANG L, ZHANG XP, SUN YS, et al. Gastrointestinal stromal tumors treated with imatinib mesylate: Apparent diffusion coefficient in the evaluation of therapy response in patients. Radiology, 2011, 258 (3): 729-738.

[13] MEYER M, HOHENBERGER P, APFALTRER P, et al. CT-based response assessment of advanced gastrointestinal stromal tumor: Dual energy CT provides a more predictive imaging biomarker of clinical benefit than RECIST or Choi criteria. Eur J Radiol, 2013, 82 (6): 923-928.

3　胃肠间质瘤外科治疗[1]

3.1 胃肠间质瘤外科治疗

	分类	I级推荐	II级推荐	III级推荐
手术原则	手术目标	原发 GIST R0 切除 [a, b]（2A 类） 或 需急诊处理并发症（详见 3.6） 转移性 GIST 切除（详见 3.5）		
	淋巴结清扫	通常无须淋巴结清扫，存在病理性肿大淋巴结的情况下需行淋巴结清扫 [c]（2A 类）		
	无瘤原则	避免肿瘤破裂 [d]（2A 类）		

【注释】

a 对于术后肉眼无残留，仅病理镜下切缘阳性的患者，通常并无再次手术切除的指征 [2-5]。

b 手术切除后，根据危险度分级进行辅助治疗，具体见辅助治疗部分。

c GIST 很少发生淋巴结转移 [4, 6-8]，一般情况下不必行常规清扫。SDH 缺陷型 GIST 或可见淋巴结转移 [7, 9-10]，如术中发现淋巴结病理性肿大的情况，须考虑有 SDH 缺陷型 GIST 的可能，应切除病变淋巴结。

d 肿瘤破裂及出血的原因包括术前发生的自发性肿瘤破裂出血以及术中触摸肿瘤不当造成的破裂出血。肿瘤破裂可显著影响患者预后[11-12]。因此，术中探查需细心、轻柔，注意保护肿瘤完整。

参考文献

[1] 中国医师协会外科医师分会胃肠道间质瘤诊疗专业委员会, 中华医学会外科学分会胃肠外科学组. 胃肠间质瘤规范化外科治疗中国专家共识 (2018 版). 中国实用外科杂志, 2018, 38 (9): 965-973.

[2] ZHI X, JIANG B, YU J, et al. Prognostic role of microscopically positive margins for primary gastrointestinal stromal tumors: A systematic review and meta-analysis. Sci Rep, 2016, 6: 21541.

[3] ZHU Y, XU MD, XU C, et al. Microscopic positive tumor margin does not increase the rate of recurrence in endoscopic resected gastric mesenchymal tumors compared to negative tumor margin. Surg Endosc, 2020, 34 (1): 159-169.

[4] CAVNAR MJ, SEIER K, CURTIN C, et al. Outcome of 1000 patients with gastrointestinal stromal tumor (GIST) treated by surgery in the pre-and post-imatinib eras. Ann Surg, 2021, 273 (1): 128-138.

[5] GRONCHI A, BONVALOT S, POVEDA VELASCO A, et al. Quality of surgery and outcome in localized gastrointestinal stromal tumors treated within an international intergroup randomized clinical trial of adjuvant imatinib. JAMA Surg, 2020, 155 (6): e200397.

[6] AGAIMY A, WÜNSCH PH. Lymph node metastasis in gastrointestinal stromal tumours (GIST) occurs preferentially in young patients < or = 40 years: An overview based on our case material and the literature. Langenbecks Arch Surg, 2009, 394 (2): 375-381.

［7］ ZHANG L, SMYRK TC, JR YOUNG WF, et al. Gastric stromal tumors in Carney triad are different clinically, pathologically, and behaviorally from sporadic gastric gastrointestinal stromal tumors: Findings in 104 cases. Am J Surg Pathol, 2010, 34 (1): 53-64.

［8］ 万德森, 伍小军, 梁小曼, 等. 胃肠道间质瘤的外科治疗. 中华胃肠外科杂志, 2003, 6 (5): 288-291.

［9］ 杨弘鑫, 陈秀峰, 张波, 等. 217例胃间质瘤的临床特点与诊治. 中国普外基础与临床杂志, 2012, 19 (9): 951-956.

［10］ BOIKOS SA, PAPPO AS, KILLIAN JK, et al. Molecular Subtypes of KIT/PDGFRA wild-type gastrointestinal stromal tumors: A report from the National Institutes of Health Gastrointestinal Stromal Tumor Clinic. JAMA Oncol, 2016, 2 (7): 922-928.

［11］ NISHIDA T, CHO H, HIROTA S, et al. Clinicopathological features and prognosis of primary GISTs with tumor rupture in the real world. Ann Surg Oncol, 2018, 25 (7): 1961-1969.

［12］ JOENSUU H, VEHTARI A, RIIHIMÄKI J, et al. Risk of recurrence of gastrointestinal stromal tumour after surgery: An analysis of pooled population-based cohorts. Lancet Oncol, 2012, 13 (3): 265-274.

3.2 小胃肠间质瘤[1]的治疗

类型	部位	临床症状与超声内镜下不良因素[a]	I 级推荐	II 级推荐	III 级推荐
最大径 ≤2cm	胃	无[a]	定期随诊观察[b]（2A 类）	对于内镜随诊困难，可考虑开放手术，对于适宜腹腔镜切除部位者（如胃大弯侧、胃前壁等）可考虑腹腔镜切除[c]（2A 类）	胃小弯侧、胃后壁、胃食管结合部等部位 GIST 如采取腹腔镜或内镜切除，应在有经验的中心[d]（2B 类）
		有[e]	表现为不良生物学行为的小 GIST，开放手术切除或腹腔镜切除[f]（2A 类）	胃小弯侧、胃后壁、胃食管结合部等部位 GIST，腹腔镜或内镜切除[d]（有经验的腹腔镜中心）（2B 类）	
	非胃	不适用[g]	开放手术切除或腹腔镜切除[h]（2A 类）	腹腔镜或内镜切除[i]（2B 类）	

【注释】

a 无临床表现（如肿瘤出血及溃疡形成等）及超声胃镜不良征象（如边界不规整、溃疡、强回声及异质性等）[2-4]。

b 建议定期随诊观察，直径 > 1cm 者可定期复查超声胃镜或者增强 CT（如初次检查可以发现病灶者），通常间隔为 6~12 个月；直径 ≤ 1cm 者，可适当延长随诊观察时间间隔[5-6]。

c 对于难以接受反复的内镜检查、不能坚持随访者，应与患者讨论是否行早期切除。对于 GIST 位于适宜腹腔镜切除部位者（如胃大弯侧、胃前壁等），可考虑腹腔镜切除[7-10]。

d 对于其他胃部位者（如胃小弯侧、胃后壁、胃食管结合部等），如采取腹腔镜切除，应在有经验的中心进行[7-10]；对于不能耐受或拒绝手术切除者或特殊部位者（如胃食管结合部等），可考虑在有经验的中心进行内镜切除[11]。由于内镜下切除存在操作并发症风险（如穿孔、瘤细胞种植等），故不常规推荐，如拟实施内镜切除，需寻求小 GIST 完整切除，避免术中破坏肿瘤组织，造成播散。

e 有临床表现及超声胃镜不良征象（如边界不规整、溃疡、强回声及异质性等）[2]。

f 应积极手术切除，对于适宜腹腔镜切除部位 GIST（如胃大弯侧、胃前壁等），可考虑腹腔镜切除[7-10]。

g 非胃部位 GIST 恶性潜能更高。

h 应积极手术切除，腹腔镜切除应在有经验的中心进行[12-15]。

i 食管小 GIST 如采用内镜切除，需保证肿瘤完整切除[16]。

参考文献

［1］VAN DER ZWAN SM, DEMATTEO RP. Gastrointestinal stromal tumor: 5 years later. Cancer, 2005, 104 (9): 1781-1788.

［2］CHIEN CH, CHIEN RN, YEN CL, et al. The role of endoscopic ultrasonography examination for evaluation and surveillance of gastric subepithelial masses. Chang Gung Med J, 2010, 33 (1): 73-81.

［3］SHAH P, GAO F, EDMUNDOWICZ SA, et al. Predicting malignant potential of gastrointestinal stromal tumors using endoscopic ultrasound. Dig Dis Sci, 2009, 54 (6): 1265-1269.

［4］CHEN TH, HSU CM, CHU YY, et al. Association of endoscopic ultrasonographic parameters and gastrointestinal stromal tumors (GISTs): Can endoscopic ultrasonography be used to screen gastric GISTs for potential malignancy?. Scand J Gastroenterol, 2016, 51 (3): 374-377.

［5］TATEISHI U, HASEGAWA T, SATAKE M, et al. Gastrointestinal stromal tumor. Correlation of computed tomography findings with tumor grade and mortality. J Comput Assist Tomogr, 2003, 27 (5): 792-798.

［6］GAO Z, WANG C, XUE Q, et al. The cut-off value of tumor size and appropriate timing of follow-up for management of minimal EUS-suspected gastric gastrointestinal stromal tumors. BMC Gastroenterol, 2017, 17 (1): 8.

［7］KIM MC, YOOK JH, YANG HK, et al. Long-term surgical outcome of 1 057 gastric GISTs according to 7th UICC/AJCC TNM system: Multicenter observational study From Korea and Japan. Medicine (Baltimore), 2015, 94 (41): e1526.

［8］KOH YX, CHOK AY, ZHENG HL, et al. A systematic review and meta-analysis comparing laparoscopic versus open gastric resections for gastrointestinal stromal tumors of the stomach. Ann Surg Oncol, 2013, 20 (11): 3549-3560.

胃肠间质瘤外科治疗

［9］ XU C, CHEN T, HU Y, et al. Retrospective study of laparoscopic versus open gastric resection for gastric gastrointestinal stromal tumors based on the propensity score matching method. Surg Endosc, 2017, 31 (1): 374-381.

［10］ YE X, KANG WM, YU JC, et al. Comparison of short-and long-term outcomes of laparoscopic vs open resection for gastric gastrointestinal stromal tumors. World J Gastroenterol, 2017, 23 (25): 4595-4603.

［11］ WANG C, GAO Z, SHEN K, et al. Safety and efficiency of endoscopic resection versus laparoscopic resection in gastric gastrointestinal stromal tumours: A systematic review and meta-analysis. Eur J Surg Oncol, 2020, 46 (4 Pt A): 667-674.

［12］ ZHOU B, ZHANG M, WU J, et al. Pancreaticoduodenectomy versus local resection in the treatment of gastrointestinal stromal tumors of the duodenum. World J Surg Oncol, 2013, 11: 196.

［13］ HUANG Y, CHEN G, LIN L, et al. Resection of GIST in the duodenum and proximal jejunum: A retrospective analysis of outcomes. Eur J Surg Oncol, 2019, 45 (10): 1950-1956.

［14］ LIU Z, SUN Y, LI Y, et al. Colonic gastrointestinal stromal tumor: A population-based analysis of incidence and survival. Gastroenterol Res Pract, 2019, 2019: 3849850.

［15］ WANG T, ZHAO Y, WANG M, et al. Radical resection versus local excision for low rectal gastrointestinal stromal tumor: A multicenter propensity score-matched analysis. Eur J Surg Oncol, 2021, 47 (7): 1668-1674.

［16］ PENCE K, CORREA AM, CHAN E, et al. Management of esophageal gastrointestinal stromal tumor: Review of one hundred seven patients. Dis Esophagus, 2017, 30 (12): 1-5.

胃肠间质瘤外科治疗

3.3 原发可切除胃肠间质瘤的手术治疗

3.3.1 胃、十二指肠及小肠胃肠间质瘤

类型	部位	Ⅰ级推荐	Ⅱ级推荐	Ⅲ级推荐
直径>2cm	食管	手术切除 [a]（2A 类）		
	食管胃结合部	手术切除 [b]（2A 类）		
	胃	手术切除 [c]（2A 类）	微创手术 [d]（2B 类）	
	十二指肠	手术切除 [e]（2A 类）		
	空回肠	手术切除（2A 类）	微创手术 [d]（2B 类）	

【注释】

a 食管 GIST 多发生于食管远端，应根据肿瘤直径、位置和性质选择合适的术式[1-2]。

b 对于食管胃结合部应该充分考虑肿瘤的大小、位置和肿瘤的生长方式，选择相应的手术方式，对于肿瘤较大，无法行肿瘤局部或胃楔形切除且预计残胃容量 ≥ 50% 的患者，可先行术前治疗待肿瘤缩小后再行手术切除。

c 应该根据肿瘤的具体解剖部位、肿瘤大小、肿瘤与胃壁解剖类型等选择术式；如肿瘤巨大，有可能需行近端切除、全胃或联合器官切除时，应考虑行术前治疗。

d 微创手术：具有切口小、恢复快等优势[3-5]，但长期疗效有待进一步评估，建议在有经验的中心开展。对于适宜部位的 GIST(如胃大弯侧、胃前壁及空回肠)，有经验的中心可行腹腔镜手术切除。国内回顾性多中心研究显示：在经验丰富的医疗中心，腹腔镜手术也可取得较好的疗效[6-7]。

e 十二指肠是腹部器官毗邻解剖关系最为复杂的空腔器官，应尽量保护肝胰壶腹（Vater 壶腹）和胰腺功能并行符合生理的消化道重建。从保护器官功能的角度，争取行局部手术切除肿瘤[8-9]，在保证肿瘤完整切除的基础上，尽量减少实施胰十二指肠切除术等扩大手术。

参考文献

[1] DUFFAUD F, MEEUS P, BERTUCCI F, et al. Patterns of care and clinical outcomes in primary oesophageal gastrointestinal stromal tumours (GIST): A retrospective study of the French Sarcoma Group (FSG). Eur J Surg Oncol, 2017, 43 (6): 1110-1116.

［2］ CAVNAR MJ, SEIER K, CURTIN C, et al. Outcome of 1 000 patients with gastrointestinal stromal tumor (GIST) treated by surgery in the pre-and post-imatinib eras. Ann Surg, 2021, 273 (1): 128-138.

［3］ XIONG Z, WAN W, ZENG X, et al. Laparoscopic versus open surgery for gastric gastrointestinal stromal tumors: A propensity score matching analysis. J Gastrointest Surg, 2020, 24 (8): 1785-1794.

［4］ CHEN K, ZHOU YC, MOU YP, et al. Systematic review and meta-analysis of safety and efficacy of laparoscopic resection for gastrointestinal stromal tumors of the stomach. Surg Endosc, 2015, 29 (2): 355-367.

［5］ INABA CS, DOSCH A, KOH CY, et al. Laparoscopic versus open resection of gastrointestinal stromal tumors: Survival outcomes from the NCDB. Surg Endosc, 2019, 33 (3): 923-932.

［6］ 吴欣, 孙林德, 汪明, 等. 腹腔镜与开腹手术治疗胃来源且长径大于 2cm 的胃肠间质瘤多中心倾向评分匹配法疗效比较. 中华胃肠外科杂志, 2020, 23 (9): 888-895.

［7］ WANG T, XIONG Z, HUANG Y, et al. Safety and feasibility of laparoscopy-assisted surgery for gastrointestinal stromal tumors larger than 5 cm: Results of a retrospective, single-center series of 1, 802 consecutive patients. Surgery. 2022, 172 (4): 1119-1125.

［8］ HUANG Y, CHEN G, LIN L, et al. Resection of GIST in the duodenum and proximal jejunum: A ret-rospective analysis of outcomes. Eur J Surg Oncol, 2019, 45 (10): 1950-1956.

［9］ BUCHS NC, BUCHER P, GERVAZ P, et al. Segmental duodenectomy for gastrointestinal stromal tumor of the duodenum. World J Gastroenterol, 2010, 16 (22): 2788-2792.

胃肠间质瘤外科治疗

3.3.2 结直肠及胃肠外胃肠间质瘤

类型	分层	I 级推荐	II 级推荐	III 级推荐
直径>2cm	结肠 [a]	手术切除（2A 类）		
	直肠 [b, c, d]	手术切除（2A 类）		
	胃肠外 [e, f, g]	手术切除（2A 类）		

【注释】

a 因 GIST 通常淋巴结转移较为少见，故结肠 GIST 行结肠部分切除即可；如果合并淋巴结转移，建议行遵循完整结肠系膜切除（complete mesocolic excision，CME）原则的根治性结肠切除术[1-3]。

b 在完整切除前提下，推荐根据肿瘤部位行经腹入路或经肛入路的直肠切除或保留直肠的局部切除手术[4-5]。

c 若基线评估需要行联合多脏器切除或接受经腹会阴联合切除术（abdomino-perineal resection，APR）者，强烈推荐行术前靶向药物治疗[5]。

d 一些经肛入路的微创外科手术方式，如经肛内镜显微外科手术（transanal endoscopic microsurgery，TEM）、经肛微创外科手术（transanal minimally invasive surgery，TAMIS）和经肛全直肠系膜切除手术（transanal total mesorectal excision，TaTME）尚存争议且学习曲线较长，

建议在有经验的中心谨慎地开展此类手术[6]。尽管目前有回顾性研究认为直肠腹腔镜手术可能为直肠 GIST 患者提供更多的选择，但证据级别较低，长期疗效有待进一步评估[7-8]。

e 腹膜后胃肠道外胃肠间质瘤（EGIST），术前尤其需要完善必要的检查及准备以评估可切除性和提高手术安全性，如行增强 CT 血管重建评估肿瘤与腹腔内重要血管毗邻关系，行静脉肾盂造影、肾图以了解肾脏功能，行术前输尿管插管预防输尿管损伤等[9-10]。

f 估计无法根治性切除或切除存在较大风险的 EGIST，如条件允许，可行超声或 CT 引导下的穿刺活体组织病理学检查，取得病理学证据后使用分子靶向药物治疗[9-11]。

g 腹膜后、大网膜、肠系膜的 EGIST 在手术过程中务必仔细探查，以免遗漏肠道原发灶的可能[12]。

参考文献

[1] CAVNAR MJ, SEIER K, CURTIN C, et al. Outcome of 1 000 patients with gastrointestinal stromal tumor (GIST) treated by surgery in the pre-and post-imatinib eras. Ann Surg, 2021, 273 (1): 128-138.

[2] AGAIMY A, WÜNSCH PH. Lymph node metastasis in gastrointestinal stromal tumours (GIST) occurs preferentially in young patients < or = 40 years: An overview based on our case material and the literature. Langenbecks Arch Surg, 2009, 394 (2): 375-381.

[3] LIU Z, SUN Y, LI Y, et al. Colonic gastrointestinal stromal tumor: A population-based analysis of incidence and survival. Gastroenterol Res Pract, 2019, 2019: 3849850.

[4] WANG T, ZHAO Y, WANG M, et al. Radical resection versus local excision for low rectal gastrointestinal stromal tumor: A multicenter propensity score-matched analysis. Eur J Surg Oncol, 2021, 47 (7): 1668-1674.

［5］ WILKINSON MJ, FITZGERALD JE, STRAUSS DC, et al. Surgical treatment of gastrointestinal stromal tumour of the rectum in the era of imatinib. Br J Surg, 2015, 102 (8): 965-971.

［6］ LIU H, YAN Z, LIAO G, et al. Treatment strategy of rectal gastrointestinal stromal tumor (GIST). J Surg Oncol, 2014, 109 (7): 708-713.

［7］ JIA J, WANG M, LIN G, et al. Laparoscopic versus open surgery for rectal gastrointestinal stromal tumor: A multi-center propensity score-matched analysis. Dis Colon Rectum, 2022, 65 (4): 519-528.

［8］ WANG T, ZHAO Y, WANG M, et al. Radical resection versus local excision for low rectal gastrointestinal stromal tumor: A multicenter propensity score-matched analysis. Eur J Surg Oncol, 2021, 47 (7): 1668-1674.

［9］ YI JH, PARK BB, KANG JH, et al. Retrospective analysis of extra-gastrointestinal stromal tumors. World J Gastroenterol, 2015, 21 (6): 1845-1850.

［10］ 中国医师协会外科医师分会胃肠道间质瘤诊疗专业委员会, 中华医学会外科学分会胃肠外科学组. 胃肠间质瘤规范化外科治疗中国专家共识 (2018 版). 中国实用外科杂志, 2018, 38 (9): 965-973.

［11］ BARROS A, LINHARES E, VALADÃO M, et al. Extragastrointestinal stromal tumors (EGIST): A series of case reports. Hepatogastroenterology, 2011, 58 (107-108): 865-868.

［12］ 叶颖江, 高志冬, 王杉. 不同部位胃肠间质瘤的外科治疗原则. 中华胃肠外科杂志, 2015 (4): 301-304.

胃肠间质瘤外科治疗

3.4 胃肠间质瘤的新辅助治疗

内容	Ⅰ级推荐	Ⅱ级推荐	Ⅲ级推荐
特殊部位、需行联合脏器切除、难以 R0 切除的 GIST [a, b]	伊马替尼、阿法替尼术前治疗 [c, d, e, f] （2A 类）		

【注释】

a 术前评估预期肿瘤难以达到 R0 切除、需联合脏器切除、可完整切除但手术风险较大者，应考虑新辅助治疗。新辅助治疗可提高局限进展期 GIST 患者的手术切除率，保存器官功能，在肿瘤不再退缩或者达到手术要求后，再行手术切除[1-7]。

b 新辅助治疗开始前，须行病理活检明确诊断，并推荐行基因检测。SDH 缺陷型 GIST，*KRAS*、*BRAF* 突变和 *NF1* 突变型 GIST，伊马替尼可能无法带来获益[8]；对伊马替尼不敏感的 *PDGFRA* 外显子 18 突变（包含 D842V 突变）患者，推荐阿法替尼[9]。

c 新辅助治疗期间，应该定期行影像学复查，密切监测疗效，避免治疗无效的 GIST 出现快速进展[9]。

d 伊马替尼初始剂量 400mg/d，*KIT* 外显子 9 突变者，推荐高剂量（600~800mg/d）治疗[10-11]，手术前需停服伊马替尼[4-5, 12-13]。

e 术前药物治疗建议每 3 个月进行影像学检查，对于不敏感的基因类型需要缩短复查时间。一般建议伊马替尼术前需停药 1~2 周，术后 2~4 周可开始再次服用伊马替尼治疗。

f 针对 *NTRK* 融合基因或者 SDH 缺陷型的 GIST 患者，伊马替尼疗效欠佳，既往研究已经揭示了拉罗替尼和舒尼替尼的治疗潜力[14-15]。鉴于此，拉罗替尼（已获国家药品监督管理局批准，用于治疗 *NTRK* 基因融合的泛实体瘤）和舒尼替尼或可以考虑作为新辅助治疗方案选择。对于携带 *BRAF* 突变的 GIST 患者，Dabrafenib 可能成为一个待考虑的治疗选项。在一项对 Dabrafenib 的个案报道中[16]，Dabrafenib 显示一定的疗效。尽管这提供了一些潜在的希望，但我们需要更多的临床数据来全面评估 Dabrafenib 在这类病例中的效果和安全性。因此，在进一步研究出现前，我们要保持谨慎的态度对待这一可能的治疗方法。

g 对于大多数可完整切除的 GIST，术前不推荐进行常规活检。如果需要进行新辅助治疗，应行活检。需注意，不适当的活检可能引起肿瘤破溃、出血，增加肿瘤播散的危险性，应慎重[17]。目前取得活检结果的主要方法包括细针穿刺抽吸活检（fine needle aspiration，FNA）、内镜超声引导下的 FNA（EUS-FNA）及空芯针穿刺活检（core needle biopsy，CNB），临床应用较为广泛[17-19]。近年来，内镜超声引导下细针活检（endoscopic ultrasonography guided fine-needle biopsy，EUS-FNB）逐渐应用，最近一项荟萃分析比较了 EUS-FNA 和 EUS-FNB 对上皮下病变的诊断效能，与 EUS-FNA 相比，EUS-FNB 诊断准确率和组织获取率均高于 EUS-FNA，且 EUS-FNB 较 EUS-FNA 需要的穿刺次数更少[20]。

参考文献

[1] FIORE M, PALASSINI E, FUMAGALLI E, et al. Preoperative imatinib mesylate for unresectable or locally advanced primary gastrointestinal stromal tumors (GIST). Eur J Surg Oncol, 2009, 35 (7): 739-745.

[2] BLESIUS A, CASSIER PA, BERTUCCI F, et al. Neoadjuvant imatinib in patients with locally advanced non metastatic GIST in the prospective BFR14 trial. BMC Cancer, 2011, 11: 72.

[3] RUTKOWSKI P, GRONCHI A, HOHENBERGER P, et al. Neoadjuvant imatinib in locally advanced gastrointestinal stromal tumors (GIST): The EORTC STBSG experience. Ann Surg Oncol, 2013, 20 (9): 2937-2943.

[4] WANG D, ZHANG Q, BLANKE CD, et al. Phase II trial of neoadjuvant/adjuvant imatinib mesylate for advanced primary and metastatic/recurrent operable gastrointestinal stromal tumors: Long-term follow-up results of Radiation Therapy Oncology Group 0132. Ann Surg Oncol, 2012, 19 (4): 1074-1080.

[5] RUTKOWSKI P, GRONCHI A, HOHENBERGER P, et al. Neoadjuvant imatinib in locally advanced gastrointestinal stromal tumors (GIST): The EORTC STBSG experience. Ann Surg Oncol, 2013, 20 (9): 2937-2943.

[6] LI W, LI X, YU K, et al. Efficacy and safety of neoadjuvant imatinib therapy for patients with locally advanced rectal gastrointestinal stromal tumors: A multi-center cohort study. Front Pharmacol, 2022, 13: 950101.

[7] YANG H, SHEN C, YIN X, et al. Clinicopathological features, clinical efficacy on 101 cases of rectal gastrointestinal stromal tumors, and the significance of neoadjuvant therapy. BMC Surg, 2021, 21 (1): 400.

[8] SCIOT R, DEBIEC-RYCHTER M, DAUGAARD S, et al. Distribution and prognostic value of histopathologic data and immunohistochemical markers in gastrointestinal stromal tumours (GISTs): An analysis of the EORTC phase III trial of treatment of metastatic GISTs with imatinib mesylate. Eur J Cancer, 2008, 44 (13): 1855-1860.

[9] HEINRICH MC, JONES RL, VON MEHREN M, et al. Avapritinib in advanced PDGFRA D842V-mutant gastrointestinal stromal tumour (NAVIGATOR): A multicentre, open-label, phase 1 trial. Lancet Oncol, 2020, 21 (7): 935-946.

[10] GROTZ TE, DONOHUE JH. Surveillance strategies for gastrointestinal stromal tumors. J Surg Oncol, 2011, 104 (8): 921-927.

[11] GASTROINTESTINAL STROMAL TUMOR META-ANALYSIS GROUP (MetaGIST). Comparison of two doses of imatinib for thetreatment of unresectable or metastatic gastrointestinal stromal tumors: A meta-analysis of 1640

胃肠间质瘤外科治疗

patients. J Clin Oncol, 2010, 28 (7): 1247-1253.

［12］ YANG W, YU J, GAO Y, et al. Preoperative imatinib facilitates complete resection of locally advanced primary GIST by a less invasive procedure. Med Oncol, 2014, 31 (9): 133.

［13］ 陈斯乐，宋武，彭建军，等. 局限进展期胃肠间质瘤行伊马替尼术前辅助治疗 23 例疗效分析. 中国实用外科杂志，2018, 38 (5): 546-550.

［14］ HONG DS, DUBOIS SG, KUMMAR S, et al. Larotrectinib in patients with TRK fusion-positive solid tumours: A pooled analysis of three phase 1/2 clinical trials. Lancet Oncol, 2020, 21 (4): 531-540.

［15］ LIU W, ZENG X, WU X, et al. Clinicopathologic study of succinate-dehydrogenase-deficient gastrointestinal stromal tumors: A single-institutional experience in China. Medicine (Baltimore), 2017, 96 (32): e7668.

［16］ FALCHOOK GS, TRENT JC, HEINRICH MC, et al. BRAF mutant gastrointestinal stromal tumor: First report of regression with BRAF inhibitor dabrafenib (GSK2118436) and whole exomic sequencing for analysis of acquired resistance. Oncotarget. 2013, 4 (2): 310-315.

［17］ 中国临床肿瘤学会胃肠间质瘤专家委员会. 中国胃肠间质瘤诊断治疗共识 (2017 年版). 肿瘤综合治疗电子杂志，2018, 4 (1): 31-43.

［18］ 中国医师协会外科医师分会胃肠道间质瘤诊疗专业委员会，中华医学会外科学分会胃肠外科学组. 胃肠间质瘤规范化外科治疗中国专家共识 (2018 版). 中国实用外科杂志，2018, 38 (9): 965-973.

［19］ 中国医师协会超声内镜专家委员会. 中国内镜超声引导下细针穿刺抽吸 / 活检术应用指南 (2021, 上海). 中华消化内镜杂志，2021, 38 (5): 337-360.

［20］ FACCIORUSSO A, SUNNY SP, DEL PRETE V, et al. Comparison between fine-needle biopsy and fine-needle aspiration for EUS-guided sampling of subepithelial lesions: A meta-analysis. Gastrointest Endosc, 2020, 91 (1): 14-22.

3.5 复发转移性胃肠间质瘤的手术治疗

类型	分层	I级推荐	II级推荐	III级推荐
局灶复发转移	可手术切除	靶向药物治疗（1A类）	手术切除并联合靶向药物治疗 [a] , [b]（2A类）	
	不可手术切除	靶向药物治疗（1A类）	靶向药物治疗后，MDT评估是否可行手术切除（2A类）	
肝转移	可手术切除	靶向药物治疗（1A类）	手术切除并联合靶向药物治疗 [c]（2A类）	射频消融、介入栓塞并联合靶向药物治疗（2B类）
	不可手术切除	靶向药物治疗（1A类）	靶向药物治疗后，MDT评估是否可行手术切除（2A类）	射频消融、介入栓塞并联合靶向药物治疗 [d]（2B类）
腹腔广泛转移		靶向药物治疗（1A类）		

【注释】

a 靶向药物治疗有效（PR 或 SD）时选择手术切除转移灶，可能有助于延长患者生存期，在药物治疗后 GIST 出现广泛进展时，手术切除转移灶效果不佳[1-2]。

b 若分子靶向药物治疗后总体控制满意，仅有单个或少数病灶进展，可考虑手术切除，手术总体原则为控制风险，尽可能完成满意的减瘤手术，尤其是完整切除耐药病灶，并在不增加风险的情况下尽可能多地切除药物治疗有反应的病灶；术后尽早恢复分子靶向治疗，手术范围不宜过大或并发症风险过高。除非所有肿瘤能够完全切除，否则尽可能避免联合脏器切除[3]。

c GIST 肝转移的手术切除联合靶向药物治疗可能带来生存益处，但证据多来自回顾性分析[4-5]。

d 小样本研究结果显示，对于不适合手术切除的肝转移灶，射频消融治疗、肝动脉栓塞治疗可能有助于转移灶的进一步控制[6-8]。

参考文献

[1] DU CY, ZHOU Y, SONG C, et al. Is there a role of surgery in patients with recurrent or metastatic gastrointestinal stromal tumours responding to imatinib: A prospective randomised trial in China. Eur J Cancer, 2014, 50 (10): 1772-1778.

[2] PARK SJ, RYU MH, RYOO BY, et al. The role of surgical resection following imatinib treatment in patients with recurrent or metastatic gastrointestinal stromal tumors: Results of propensity score analyses. Ann Surg Oncol, 2014, 21 (13): 4211-4217.

［3］中国医师协会外科医师分会胃肠道间质瘤诊疗专业委员会, 中华医学会外科学分会胃肠外科学组. 胃肠间质瘤规范化外科治疗中国专家共识 (2018 版). 中国实用外科杂志 , 2018, 38 (9): 965-973.

［4］曹晖 , 汪明 . 胃肠间质瘤综合诊治中若干焦点问题思考 . 中国实用外科杂志 , 2018, 38 (5): 485-493.

［5］TURLEY RS, PENG PD, REDDY SK, et al. Hepatic resection for metastatic gastrointestinal stromal tumors in the tyrosine kinase inhibitor era. Cancer, 2012, 118 (14): 3571-3578.

［6］YAMANAKA T, TAKAKI H, NAKATSUKA A, et al. Radiofrequency ablation for liver metastasis from gastrointestinal stromal tumor. J VascInterv Radiol, 2013, 24 (3): 341-346.

［7］YOON IS, SHIN JH, HAN K, et al. Ultrasound-guided intraoperative radiofrequency ablation and surgical resection for liver metastasis from malignant gastrointestinal stromal tumors. Korean J Radiol, 2018, 19 (1): 54-62.

［8］CAO G, LI J, SHEN L, et al. Transcatheter arterial chemoembolization for gastrointestinal stromal tumors with liver metastases. World J Gastroenterol, 2012, 18 (42): 6134-6140.

3.6　伴需急诊处理症状的胃肠间质瘤的治疗

并发症	Ⅰ级推荐	Ⅱ级推荐	Ⅲ级推荐
完全性肠梗阻或穿孔（肿瘤破裂）	手术切除[a, b, c, d]或减瘤[e]（2A类）	短路手术或造瘘手术（2B类）	无法手术肠梗阻患者可考虑肠梗阻导管置入
大出血	手术切除[a, b, c, d]（2A类）或减瘤[e]	内镜下或介入栓塞止血，二期手术[f]（2B类）	

【注释】

a　根据术中探查情况制订手术方案，可选的手术方式：肿瘤切除加消化道吻合；肿瘤切除加消化道吻合 + 近端肠管造瘘；肿瘤切除 + 远端肠管闭合、近端肠管造瘘；消化道造瘘术后Ⅱ期切除肿瘤等[1-3]。

b　遵循无瘤原则。

c　梗阻患者不建议腹腔镜手术。

d　遵循无菌原则，关腹前，应充分冲洗腹腔，减少腹腔感染和脱落细胞种植的机会。

e　如肿瘤无法完整切除，在可行且预计残留创面出血可控、保证安全的前提下，进行减瘤手术[4-6]。

f 内镜与介入栓塞治疗对于出血量相对较小或不适合接受手术患者可能有助于止血[7-11]。

参考文献

[1] ROY SD, KHAN D, DE KK, et al. Spontaneous perforation of jejunal gastrintestinal stromal tumour (gist): Case report and review of literature. World J Emerg Surg, 2012, 7 (1): 37.

[2] CAPPELLANI A, PICCOLO G, CARDÌ F, et al. Giant gastrointestinal stromal tumor (GIST) of the stomach cause of high bowel obstruction: Surgical management. World J Surg Oncol, 2013, 11: 172.

[3] SOROUR MA, KASSEM MI, AEL-H G, et al. Gastrointestinal stromal tumors (GIST) related emergencies. Int J Surg, 2014, 12 (4): 269-280.

[4] MACHADO NO, CHOPRA PJ, AL-HADDABI IH, et al. Large duodenal gastrointestinal stromal tumor presenting with acute bleeding managed by a whipple resection. A review of surgical options and the prognostic indicators of outcome. JOP, 2011, 12 (2): 194-199.

[5] KRISHNAMURTHY G, SINGH H, SHARMA V, et al. Therapeutic challenges in the management of bleeding duodenal gastrointestinal stromal tumor: A case report and review of literature. J Gastrointest Cancer, 2019, 50 (1): 170-174.

[6] 于吉人, 杨伟历. 胃肠间质瘤破裂急诊处理策略. 中国实用外科杂志, 2018, 38 (5): 569-570.

[7] CHEN YT, SUN HL, LUO JH, et al. Interventional digital subtraction angiography for small bowel gastrointestinal stromal tumors with bleeding. World J Gastroenterol, 2014, 20 (47): 17955-17961.

[8] A gastrointestinal stromal tumor with acute bleeding: Management and nursing: Erratum. Medicine (Baltimore), 2018, 97 (15): e0492.

[9] HUANJG YW, SIAO FY, YEN HH. Life-threatening bleeding from gastrointestinal stromal tumor: Successful embo-

lization with subsequent laparoscopic surgery. Am J Emerg Med, 2014, 32 (9): 1150.

[10] KOO HJ, SHIN JH, SHIN S, et al. Efficacy and clinical outcomes of transcatheter arterial embolization for gastrointestinal bleeding from gastrointestinal stromal tumor. J VascInterv Radiol, 2015, 26 (9): 1297-1304.

[11] KUMBHARI V, GONDAL B, OKOLO Ⅲ PI, et al. Endoscopic ultrasound-guided angiotherapy of a large bleeding gastrointestinal stromal tumor. Endoscopy, 2013, 45 (Suppl 2 UCTN): E326-E327.

4 胃肠间质瘤药物治疗

4.1 原发胃肠间质瘤根治术后辅助治疗 [a, b, c]

类型		I 级推荐	II 级推荐	III 级推荐
低危或极低危患者		不推荐辅助治疗 [d] （1A 类）		
中危患者	胃来源		伊马替尼辅助治疗 1 年 （2A 类）	
	非胃来源 [e]	伊马替尼辅助治疗 3 年 （2A 类）		
高危患者 [f]		伊马替尼辅助治疗 3 年 （1A 类）		伊马替尼辅助治疗 5 年 [g, h]（3 类）

【注释】

a 辅助治疗应根据肿瘤部位、危险度分级（中国 GIST 共识 2017 修改版）、有无肿瘤破裂、基因分型及术后恢复状况来决定，研究显示伊马替尼辅助治疗可有效改善 GIST 术后无复发生存率，对于高度复发风险 GIST，术后伊马替尼辅助治疗 3 年对比治疗 1 年的 3 年无复发生存率分别为 86.6% 与 60.1% [1-4]。

b 推荐术后 4~8 周开始辅助治疗，建议伊马替尼剂量为 400mg/d，治疗期间可根据患者的耐受性酌情调整药物剂量[1-4]。

c *PDGFRA* 外显子 18 D842V 突变的 GIST，对伊马替尼原发耐药，不推荐给予伊马替尼辅助治疗[5]，能否应用阿伐替尼进行辅助治疗尚缺乏证据，对于肿瘤破裂具有极高复发风险的 D842V 突变 GIST 患者，术后能否使用阿伐替尼进行辅助治疗降低复发风险，建议进行多学科评估。

d 美国外科协会 Z9001 研究入组直径>3cm 的 GIST 患者，显示其接受伊马替尼辅助治疗 1 年获益，入组人群中包含了少部分低危 GIST 患者。GIST 危险度分级中，来自非胃来源的低危与高危的判断标准较为接近，对接近高危评估标准的非胃来源低危 GIST，临床需密切随访。

e 非胃来源主要为十二指肠、小肠、结直肠、胃肠外等来源的 GIST。

f 肿瘤破裂患者应延长伊马替尼辅助治疗时间[3]。

g 对高危 GIST 是否进一步延长伊马替尼辅助治疗时间缺乏前瞻性随机对照研究。中国回顾性分析显示延长辅助治疗时间可能获得更高的无复发生存率，美国一项前瞻性单臂研究显示中高危 GIST 患者接受伊马替尼辅助治疗 5 年的 5 年无复发生存率达到 90%，但辅助治疗最终时间的确认仍需等待进行中的对照研究结果[6-7]。

h 病理诊断明确的 SDHB 缺陷型 GIST、NF-1 型 GIST，可能无法从伊马替尼辅助治疗中获益。

参考文献

[1] DEMATTEO RP, BALLMAN KV, ANTONESCU CR, et al. Adjuvant imatinib mesylate after resection of localised, primary gastrointestinal stromal tumour: A randomised, double-blind, placebo-controlled trial. Lancet, 2009, 373 (9669): 1097-1104.

[2] LI J, GONG JF, WU AW, et al. Post-operative imatinib in patients with intermediate or high risk gastrointestinal stromal tumor. Eur J Surg Oncol, 2011, 37 (4): 319-324.

[3] JOENSUU H, ERIKSSON M, SUNDBY HALL K, et al. One vs three years of adjuvant imatinib for operable gastrointestinal stromal tumor: A randomized trial. JAMA, 2012, 307 (12): 1265-1272.

[4] WU X, LI J, XU W, et al. Postoperative imatinib in patients with intermediate risk gastrointestinal stromal tumor. Future Oncol, 2018, 14 (17): 1721-1729.

[5] CORLESS CL, BALLMAN KV, ANTONESCU CR, et al. Pathologic and molecular features correlate with long-term outcome after adjuvant therapy of resected primary GI stromal tumor: The ACOSOG Z9001 trial. J Clin Oncol, 2014, 32 (15): 1563-1570.

[6] LIN JX, CHEN QF, ZHENG CH, et al. Is 3-year duration of adjuvant imatinib mesylate treatment sufficient for patients with high-risk gastrointestinal stromal tumor?: A study based on long-term follow-up. J Cancer Res Clin Oncol, 2017, 143 (4): 727-734.

[7] RAUT CP, ESPAT NJ, MAKI RG, et al. Efficacy and tolerability of 5-year adjuvant Imatinib treatment for patients with resected intermediate-or high-risk primary gastrointestinal stromal tumor: The PERSIST-5 clinical trial. JAMA Oncol, 2018, 4 (12): e184060.

胃肠间质瘤药物治疗

4.2　转移性胃肠间质瘤系统药物治疗

4.2.1　转移性胃肠间质瘤一线治疗 [a]

类型		Ⅰ级推荐	Ⅱ级推荐	Ⅲ级推荐
基因分型不明患者 [b]		伊马替尼 [c]（1A类）		达沙替尼 [d]（3类）
基因分型明确患者	*KIT* 外显子 9 突变	高剂量伊马替尼 [e]（1A类）		
	PDGFRA D842V 突变	阿伐替尼 [f]（2A类）		
	NTRK 融合			拉罗替尼 [g]
	除外 *KIT* 外显子 9 突变与 *PDGFRA* D842V 突变之外的基因类型	伊马替尼（1A类）		阿伐替尼（3类），仅限于 *PDGFRA* 外显子 18 非 D842V 突变 [f]

【注释】

a　伊马替尼是转移性非 D842V 突变 GIST 一线药物治疗选择，超过 80% 的患者可能从伊马替尼一线治疗中获益，生存时间中位数超过 5 年，同时发现伊马替尼的疗效与 *KIT/PDGFRA* 基因分型相关[1-4]。

b 由于检测条件的限制，基因检测在我国尚未普及，因此仍有部分患者在接受治疗前缺乏基因检测结果。对伊马替尼治疗 6 个月内出现肿瘤进展的患者，建议基因检测，明确基因分型。

c 伊马替尼 400mg/d 是推荐的标准治疗剂量，治疗过程中可根据患者的耐受性与不良反应评估是否需要做剂量调整[1-4]。

d 达沙替尼一线治疗转移性 GIST 国际多中心前瞻性研究中，利用 PET/CT 进行的疗效评估，客观缓解率达到 74%，显示出一定的抗瘤活性[5]。

e *KIT* 外显子 9 突变 GIST 对标准剂量伊马替尼治疗敏感性不佳，因此需要提高伊马替尼治疗剂量，中国患者推荐增加剂量至 600mg/d，对于耐受性好的患者也可考虑增加剂量至 800mg/d[6]。

f *PDGFRA* D842V 突变 GIST 对现有的绝大多数分子靶向药物原发耐药，阿伐替尼在体外研究中显示对 *PDGFRA* 突变与 *KIT* 外显子 17 突变具有高效的抑制作用。一项多中心临床研究显示阿伐替尼治疗包括 D842V 突变在内的 *PDGFRA* 外显子 18 突变转移性 GIST 的客观缓解率达到 86%，2021 年 3 月我国批准上市用于治疗 *PDGFRA* 外显子 18 突变的转移性 GIST[7]。

g 一项拉罗替尼治疗 *NTRK* 融合实体瘤研究中，入组的 *NTRK* 融合胃肠间质瘤患者全部显示显著的肿瘤退缩[8]。

h 病理诊断明确的 SDHB 缺陷型 GIST 与 NF-1 型 GIST，伊马替尼治疗效果存在争议，抗血管生成药物治疗有可能带来部分获益，推荐此类患者参加新药临床试验。

参考文献

［1］曹晖,汪明.胃肠间质瘤诊断与治疗的新挑战:从循证医学到精准医学的思考与实践.中华胃肠外科杂志,2016,19(1):17-21.

［2］DEMETRI GD, VONMEHREN M, BLANKE CD, et al. Efficacy and safety of imatinib mesylate in advanced gastrointestinal stromal tumors. N Engl J Med, 2002, 347 (7): 472-480.

［3］ZALCBERG JR, VERWEIJ J, CASALI PG, et al. Outcome of patients with advanced gastro-intestinal stromal tumours crossing over to a daily imatinib dose of 800 mg after progression on 400 mg. Eur J Cancer, 2005, 41 (12): 1751-1757.

［4］BLANKE CD, RANKIN C, DEMETRI GD, et al. Phase Ⅲ randomized, intergroup trial assessing imatinib mesylate at two dose levels in patients with unresectable or metastatic gastrointestinal stromal tumors expressing the kit receptor tyrosine kinase: S0033. J Clin Oncol, 2008, 26 (4): 626-632.

［5］MONTEMURRO M, CIOFFI A, DÔMONT J, et al. Long-term outcome of dasatinib first-line treatment in gastrointestinal stromal tumor: A multicenter, 2-stage phase 2 trial (Swiss Group for Clinical Cancer Research 56/07). Cancer, 2018, 124 (7): 1449-1454.

［6］LI J, GONG JF, LI J, et al. Efficacy of imatinib dose escalation in Chinese gastrointestinal stromal tumor patients. World J Gastroenterol, 2012, 18 (7): 698-703.

［7］JONES RL, SERRANO C, VON MEHREN M, et al. Avapritinib in unresectable or metastatic PDGFRA D842V-mutant gastrointestinal stromal tumours: Long-term efficacy and safety data from the NAVIGATOR phase Ⅰ trial. Eur J Cancer, 2021, 145: 132-142.

［8］LAETSCH TW, DUBOIS SG, MASCARENHAS L, et al. Larotrectinib for paediatric solid tumours harbouring NTRK gene fusions: Phase 1 results from a multicentre, open-label, phase 1/2 study. Lancet Oncol, 2018, 19 (5): 705-714.

胃肠间质瘤药物治疗

4.2.2 伊马替尼一线治疗后与局部治疗的联合应用

药物治疗反应	分层	I 级推荐	II 级推荐	III 级推荐
治疗有效 [a]	PR 或 SD	继续伊马替尼治疗（1A 类）	联合 MDT 评估是否手术切除 [b, c, d]（2A 类，详见 3.5）	
进展	局限性进展	换用舒尼替尼 [d]（1A 类）	伊马替尼加量治疗（2A 类） 药物治疗或联合以下方法： MDT 评估是否行减瘤术 [b, c, e]（2A 类） 射频消融或栓塞（2B 类）	
	广泛性进展（详见 4.2.3）			

【注释】

a 靶向药物治疗期间，应定期行影像学检查评估治疗反应。

b 目前尚缺乏分子靶向药物治疗的基础上，联合手术切除能改善复发 / 转移性 GIST 患者预后的大样本前瞻性临床研究证据，既往小样本研究分析显示分子靶向药物治疗联合手术可改善复发/转移性 GIST 患者的预后[1-2, 4]，尤其是在分子靶向药物治疗有效的复发/转移性 GIST 患者中[3-5]。同时，研究认为，减瘤手术、射频消融、栓塞及姑息性放疗或可使接受分子靶向药物治疗暴露的肿瘤负荷最小化，从而降低发生继发突变的概率[6-12]。当治疗效果显著或病灶稳定时，可进行多学科讨论，评估联合手术切除的获益。

c 建议术前 1~2 周停用分子靶向药物，待患者基本情况达到要求，可考虑进行手术，术后需医师根据患者恢复情况或临床判断确定重新开始用药的时机。

d 伊马替尼局灶性进展后可换用二线舒尼替尼治疗[4]。

e 若分子靶向药物治疗后总体控制满意，仅有单个或少数病灶进展，可以考虑谨慎选择全身情况良好的患者行手术切除[5]，术中切除进展病灶，并尽可能切除更多的转移灶，完成较满意的减瘤手术。

参考文献

[1] DU CY, ZHOU Y, SONG C, et al. Is there a role of surgery in patients with recurrent or metastatic gastrointestinal stromal tumours responding to imatinib: A prospective randomised trial in China. Eur J Cancer, 2014, 50 (10): 1772-1778.

[2] CAI Z, YIN Y, SHEN C, et al. Role of surgical resection for patients with recurrent or metastatic gastrointestinal stromal tumors: A systematic review and meta-analysis. Int J Surg, 2018, 56: 108-114.

［3］ RUBIÓ-CASADEVALL J, MARTINEZ-TRUFERO J, GARCIA-ALBENIZ X, et al. Role of surgery in patients with recurrent, metastatic, or unresectable locally advanced gastrointestinal stromal tumors sensitive to imatinib: A retrospective analysis of the Spanish Group for Research on Sarcoma (GEIS). Ann Surg Oncol, 2015, 22 (9): 2948-2957.

［4］ FAIRWEATHER M, BALACHANDRAN VP, LI GZ, et al. Cytoreductive surgery for metastatic gastrointestinal stromal tumors treated with tyrosine kinase inhibitors: A 2-institutional analysis. Ann Surg, 2018, 268 (2): 296-302.

［5］ RAUT CP, POSNER M, DESAI J, et al. Surgical management of advanced gastrointestinal stromal tumors after treatment with targeted systemic therapy using kinase inhibitors. J Clin Oncol, 2006, 24 (15): 2325-2331.

［6］ TURLEY RS, PENG PD, REDDY SK, et al. Hepatic resection for metastatic gastrointestinal stromal tumors in the tyrosine kinase inhibitor era. Cancer, 2012, 118 (14): 3571-3578.

［7］ PARK SJ, RYU MH, RYOO BY, et al. The role of surgical resection following imatinib treatment in patients with recurrent or metastatic gastrointestinal stromal tumors: Results of propensity score analyses. Ann Surg Oncol, 2014, 21 (13): 4211-4217.

［8］ YOON IS, SHIN JH, HAN K, et al. Ultrasound-guided intraoperative radiofrequency ablation and surgical resection for liver metastasis from malignant gastrointestinal stromal tumors. Korean J Radiol, 2018, 19 (1): 54-62.

［9］ CAO G, LI J, SHEN L, et al. Transcatheter arterial chemoembolization for gastrointestinal stromal tumors with liver metastases. World J Gastroenterol, 2012, 18 (42): 6134-6140.

［10］ JOENSUU H, ERIKSSON M, COLLAN J, et al. Radiotherapy for GIST progressing during or after tyrosine kinase inhibitor therapy: A prospective study. Radiother Oncol, 2015, 116 (2): 233-238.

［11］ ZHANG H, JIANG T, MU M, et al. Radiotherapy in the management of gastrointestinal stromal tumors: A systematic review. Cancers (Basel), 2022, 14 (13): 3169.

［12］ 曹晖, 汪明. 靶向药物治疗时代的柳叶刀: 手术在晚期胃肠间质瘤治疗中的地位. 中华胃肠外科杂志, 2016, 19 (11): 1211-1216.

胃肠间质瘤药物治疗

4.2.3　转移性胃肠间质瘤二线治疗

内容	I 级推荐	II 级推荐	III 级推荐
伊马替尼标准剂量治疗失败	舒尼替尼 [a] （1A 类） 瑞派替尼 [b]（原发 KIT 外显子 11 突变） （1A 类）	伊马替尼增加剂量 [c] （2A 类）	达沙替尼 [d] （3 类）

【注释】

a　舒尼替尼二线治疗给药方式包括 50mg/d（服药 4 周，停药 2 周）与 37.5mg/d 持续给药两种。基于中国患者的耐受性，优先推荐中国患者使用 37.5mg/d 持续给药的模式。国内研究表明中国患者接受舒尼替尼治疗获得的生存益处可能优于西方患者[1-3]，积极处理舒尼替尼药物不良反应有助于保证药物治疗剂量强度及最终疗效[4]。

b　一项瑞派替尼对比舒尼替尼二线治疗胃肠间质瘤的 III 期研究中，显示瑞派替尼具有与舒尼替尼相当的无进展生存时间，同时具有更好的耐受性，在原发 KIT 外显子 11 突变亚组中显示出更好的获益趋势[5]。中国桥接试验中，瑞派替尼治疗原发 KIT 外显子 11 突变亚组中，对比舒尼替尼，显著延长了无进展生存期。

c 伊马替尼增加剂量的研究主要来自Ⅲ期临床研究的亚组分析，均显示伊马替尼增加剂量可使1/3患者再次获益，尽管增加剂量的方法在国内被广泛应用，但鉴于数据来源于研究亚组分析，因此依据CSCO指南证据级别分类仅可作为Ⅱ级推荐；基于中国人群耐受性，推荐伊马替尼首选加量至600mg/d[6-8]。

d 一项美国前瞻性多中心研究评估了达沙替尼二线治疗的疗效，在 *SRC* 阳性表达与D842V突变患者中显示具备一定的抗瘤活性[9]。

参考文献

[1] DEMETRI GD, VANOOSTEROM AT, GARRETT CR, et al. Efficacy and safety of sunitinib in patients with advanced gastrointestinal stromal tumour after failure of imatinib: A randomised controlled trial. Lancet, 2006, 368 (9544): 1329-1338.

[2] LI J, GAO J, HONG J, et al. Efficacy and safety of sunitinib in Chinese patients with imatinib-resistant or-intolerant gastrointestinal stromal tumors. Future Oncol, 2012, 8 (5): 617-624.

[3] 刘秀峰，秦叔逵，王琳，等. 苹果酸舒尼替尼二线治疗国人晚期胃肠间质瘤的临床观察. 临床肿瘤学杂志, 2013, 18 (7): 636-639.

[4] LI J, WANG M, ZHANG B, et al. Chinese Society of Surgeons for Gastrointestinal Stromal Tumor of the Chinese Medical Doctor Association. Chinese consensus on management of tyrosine kinase inhibitor-associated side effects in gastrointestinal stromal tumors. World J Gastroenterol, 2018, 24 (46): 5189-5202.

[5] HEINRICH M, JONES R, GELDERBLOM H, et al. INTRIGUE: A phase Ⅲ, randomized, open-label study to evalu-

胃肠间质瘤药物治疗

ate the efficacy and safety of ripretinib versus sunitinib in patients with advanced gastrointestinal stromal tumor previously treated with imatinib. J Clin Oncol, 2022, 40: 359881.

［6］ ZALCBERG JR, VERWEIJ J, CASALI PG, et al. Outcome of patients with advanced gastro-intestinal stromal tumours crossing over to a daily imatinib dose of 800 mg after progression on 400 mg. Eur J Cancer, 2005, 41 (12): 1751-1757.

［7］ BLANKE CD, RANKIN C, DEMETRI GD, et al. Phase Ⅲ randomized, intergroup trial assessing imatinib mesylate at two dose levels in patients with unresectable or metastatic gastrointestinal stromal tumors expressing the KIT receptor tyrosine kinase: S0033. J Clin Oncol, 2008, 26 (4): 626-632.

［8］ LI J, GONG JF, LI J, et al. Efficacy of imatinib dose escalation in Chinese gastrointestinal stromal tumor patients. World J Gastroenterol, 2012, 18 (7): 698-703.

［9］ SCHUETZE SM, BOLEJACK V, THOMAS DG, et al. Association of dasatinib with progression-free furvival among patients with advanced gastrointestinal stromal tumors resistant to imatinib. JAMA Oncol, 2018, 4 (6): 814-820.

4.2.4 转移性胃肠间质瘤三线治疗

类型	I级推荐	II级推荐	III级推荐
伊马替尼与舒尼替尼治疗失败的 GIST	瑞戈非尼 [a]（1A 类）		培唑帕尼 [b]（2A 类） 伊马替尼 [c]（2A 类）

【注释】

a 瑞戈非尼标准治疗剂量为 160mg/d（服药 3 周，停药 1 周），三线治疗无进展生存期中位数为 4.8 个月[1]，中国患者最佳的给药方式与剂量强度尚在探索中。瑞戈非尼不良反应类型与常见的多靶点药物类似[2]。

b 培唑帕尼在一项三线治疗的随机对照研究中显示，对比安慰剂可部分延长患者肿瘤控制时间[3]，但其在 GIST 中的治疗地位国内尚未达成广泛共识。

c 在标准治疗失败后，重新使用伊马替尼可能获得短期的肿瘤再次控制，同时可能延缓肿瘤的整体进展速度，推荐剂量仍为 400mg/d[4]。

d 一项国内多中心 II 期临床研究中，达沙替尼三线治疗显示出一定的抗瘤作用，可作为三线治疗的补充选择药物。

参考文献

［1］ DEMETRI GD, REICHARDT P, KANG YK, et al. Efficacy and safety of regorafenib for advanced gastrointestinal stromal tumours after failure of imatinib and sunitinib (GRID): An international, multicentre, randomised, placebo-controlled, phase 3 trial. Lancet, 2013, 381 (9863): 295-302.

［2］ LI J, WANG M, ZHANG B, et al. Chinese Society of Surgeons for Gastrointestinal Stromal Tumor of the Chinese Medical Doctor Association. Chinese consensus on management of tyrosine kinase inhibitor-associated side effects in gastrointestinal stromal tumors. World J Gastroenterol, 2018, 24 (46): 5189-5202.

［3］ MIR O, CROPET C, TOULMONDE M, et al. Pazopanib plus best supportive care versus best supportive care alone in advanced gastrointestinal stromal tumours resistant to imatinib and sunitinib (PAZOGIST): A randomised, multi-centre, open-label phase 2 trial. Lancet Oncol, 2016, 17 (5): 632-641.

［4］ YOO C, RYU MH, NAM BH, et al. Impact of imatinib rechallenge on health-related quality of life in patients with TKI-refractory gastrointestinal stromal tumours: Sub-analysis of the placebo-controlled, randomised phase Ⅲ trial (RIGHT). Eur J Cancer, 2016, 52: 201-208.

胃肠间质瘤药物治疗

4.2.5 转移性胃肠间质瘤四线治疗

类型	I级推荐	II级推荐	III级推荐
伊马替尼、舒尼替尼、瑞戈非尼治疗失败的 GIST	瑞派替尼 [a] （1A 类）		

【注释】

a 瑞派替尼是一个针对 *KIT* 与 *PDGFRA* 的广谱抑制剂，在体外研究中显示出对不同基因突变类型 GIST 细胞系的高效抑制。在结束的四线治疗转移性 GIST 的 III 期临床随机对照研究（INVICTUS）中，瑞派替尼治疗获得了 6.3 个月的无进展生存期，显著优于安慰剂组的 1.0 个月[1]。2021 年 3 月，瑞派替尼获得国家药品监督管理局批准上市，四线治疗复发转移性胃肠间质瘤。

参考文献

[1] BLAY JY, SERRANO C, HEINRICH MC, et al. Ripretinib in patients with advanced gastrointestinal stromal tumours (INVICTUS): A double-blind, randomised, placebo-controlled, phase 3 trial. Lancet Oncol, 2020, 21 (7): 923-934.

4.2.6 转移性胃肠间质瘤四线治疗失败之后的选择

转移性胃肠间质瘤在接受常规治疗失败后,首选推荐参加新药临床试验;此外,阿伐替尼在一项三线及以上治疗胃肠间质瘤研究中,显示一定的疗效与安全性[1];在 INVICTUS 研究中,接受瑞派替尼四线标准剂量失败后,加量至 300mg/d,可使部分患者进一步获得肿瘤控制[2]。小样本研究显示其他的酪氨酸激酶抑制剂,如索拉非尼、尼罗替尼等与热休克蛋白抑制剂均具有一定的治疗获益[3-5]。

参考文献

[1] GEORGE S, JONES RL, BAUER S, et al. Avapritinib in patients with advanced gastrointestinal stromal tumors following at least three prior lines of therapy. Oncologist, 2021, 26 (4): e639-e649.

[2] ZALCBERG JR, HEINRICH MC, GEORGE S, et al. Clinical benefit of ripretinib dose escalation after disease progression in advanced gastrointestinal stromal tumor: An analysis of the INVICTUS study. Oncologist, 2021, 26 (11): e2053-e2060.

[3] PARK SH, RYU MH, RYOO BY, et al. Sorafenib in patients with metastatic gastrointestinal stromal tumors who failed two or more prior tyrosine kinase inhibitors: A phase Ⅱ study of Korean gastrointestinal stromal tumors study group. Invest New Drugs, 2012, 30 (6): 2377-2383.

[4] REICHARDT P, BLAY JY, GELDERBLOM H, et al. Phase Ⅲ study of nilotinib versus best supportive care with or without a TKI in patients with gastrointestinal stromal tumors resistant to or intolerant of imatinib and sunitinib. Ann Oncol, 2012, 23 (7): 1680-1687.

[5] KUROKAWA Y, HONMA Y, SAWAKI A. Pimitespib in patients with advanced gastrointestinal stromal tumor (CHAPTERGIST-301): A randomized, double-blind, placebo-controlled phase 3 trial. Ann Oncol, 2022, 33 (9): 959-967.

4.2.7 基因突变与药物治疗效果相关性

KIT 与 *PDGFR* 基因原发与继发突变与靶向治疗药物疗效存在相关性。在原发突变中，伊马替尼一线治疗 *KIT* 外显子 11 突变 GIST 具有更好的疗效[1]，舒尼替尼二线治疗 *KIT* 外显子 9 突变 GIST 可显著延长无进展生存期[2]，*PDGFRA* 18 号外显子突变，阿伐替尼具有更好的抑制作用[3]；*KIT* 继发突变普遍对伊马替尼无效，舒尼替尼对 *KIT* 继发外显子 13 与 14 突变有一定的抑制作用[2]，瑞戈非尼对 *KIT* 继发外显子 17 突变具有较好的抑制效果[4]；瑞派替尼由于特殊的作用机制，对不同的 *KIT* 原发与继发突变均显示出抑制作用[5]，在二线治疗中，瑞派替尼对 *KIT* 原发外显子 11 突变显示出更好的抑制作用[6]。

参考文献

[1] DEMETRI GD, VON MEHREN M, BLANKE CD, et al. Efficacy and safety of imatinib mesylate in advanced gastrointestinal stromal tumors. N Engl J Med, 2002, 347 (7): 472-480.

[2] HEINRICH MC, MAKI RG, CORLESS CL, et al. Primary and secondary kinase genotypes correlate with the biological and clinical activity of sunitinib in imatinib-resistant gastrointestinal stromal tumor. J Clin Oncol, 2008, 26 (33): 5352-5359.

[3] JONES RL, SERRANO C, VON MEHREN M, et al. Avapritinib in unresectable or metastatic PDGFRA D842V-mutant gastrointestinal stromal tumours: Long-term efficacy and safety data from the NAVIGATOR phase I trial. Eur J Cancer, 2021, 145: 132-142.

[4] YEH CN, CHEN MH, CHEN YY, et al. A phase Ⅱ trial of regorafenib in patients with metastatic and/or a unresectable gastrointestinal stromal tumor harboring secondary mutations of exon 17. Oncotarget, 2017, 8 (27): 44121-44130.

[5] BAUER S, HEINRICH MC, GEORGE S, et al. Clinical activity of ripretinib in patients with advanced gastrointestinal stromal tumor harboring heterogeneous KIT/PDGFRA mutations in the phase Ⅲ INVICTUS study. Clin Cancer Res, 2021, 27 (23): 6333-6342.

[6] HEINRICH M, JONES R, GELDERBLOM H, et al. INTRIGUE: A phase Ⅲ, randomized, open-label study to evaluate the efficacy and safety of ripretinib versus sunitinib in patients with advanced gastrointestinal stromal tumor previously treated with imatinib. J Clin Oncol, 2022, 40: 359881.

胃肠间质瘤药物治疗

5 随访

不同人群	I 级推荐	II 级推荐	III 级推荐
原发 GIST 术后	随访频率 中、高危患者，应每 3 个月进行随访，持续 3 年，然后每 6 个月随访 1 次，直至 5 年；5 年后每年随访 1 次 低危患者，应每 6 个月进行随访，持续 5 年		
	随访内容 腹盆增强 CT 或 MRI	每年一次胸部 X 线检查，在出现相关症状情况下推荐进行骨扫描检查 [a]	
转移复发性 GIST	随访频率 治疗前必须进行基线检查，开始治疗后，至少应每 3 个月随访 1 次		
	随访内容 腹盆增强 CT 或 MRI	PET/CT [b]	伊马替尼血药浓度 [c]

【注释】

a 由于 GIST 发生肺转移与骨转移概率较低，因此不强烈推荐进行常规检查。

b PET/CT 并不推荐用于常规检查，但在早期疗效评估时可能有助于准确判断疗效[1]。

c 研究显示伊马替尼药物浓度可能与疗效相关，但尚无证据证明血药浓度较低患者需要增加药物剂量[2]。

参考文献

[1] MCAULIFFE JC, HUNT KK, LAZAR AJ, et al. A randomized, phase II study of preoperative plus postoperative imatinib in GIST: Evidence of rapid radiographic response and temporal induction of tumor cell apoptosis. Ann Surg Oncol, 2009, 16 (4): 910-919.

[2] 徐皓, 马利林, 徐为, 等. 胃肠间质瘤患者服药前后监测伊马替尼血浆浓度意义的中国多中心研究. 中华胃肠外科杂志, 2016, 19 (11): 1271-1276.

随访

6 附录

6.1 原发胃肠间质瘤危险度分级（CSCO 胃肠间质瘤诊治共识 GIST 危险度分级 2017 修改版）

危险度分级	肿瘤大小（cm）	核分裂象（个 /5mm²）	肿瘤原发部位
极低	≤ 2	≤ 5	任何
低	2.1~5.0	≤ 5	任何
中	2.1~5.0	6~10	胃
	≤ 2ᵃ	6~10	任何
	5.1~10.0	≤ 5	胃
高	任何	任何	肿瘤破裂
	>10	任何	任何
	任何	>10	任何
	>5	>5	任何
	>2，≤ 5	>5	非胃原发
	>5，≤ 10	≤ 5	非胃原发

【注释】

a 针对原分级不足，CSCO 胃肠间质瘤专委会进行修订。

6.2 肿瘤大小和核分裂计数与胃肠间质瘤预后相关性（基于 AFIP 大系列随访研究）

预后分组	肿瘤大小 （cm）	核分裂计数 （核分裂象，个 /5mm²）	疾病进展（%）[a]	
			胃	小肠 [b]
1	≤2	≤5	0	0
2	>2，≤5	≤5	1.9	4.3
3a	>5，≤10	≤5	3.6	24
3b	>10	≤5	12	52
4	≤2	>5	0[a]	50
5	>2，≤5	>5	16	73
6a	>5，≤10	>5	55	85
6b	>10	>5	86	90

【注释】

a　每个 GIST 大小的数字提示进展疾病（转移或死于疾病）百分数（患者长期随访结果[1-4]）。

b　非胃 GIST 预后评估遵循小肠 GIST 标准。

参考文献

[1] MIETTINEN M, LASOTA J. Gastrointestinal stromal tumors: Pathology and prognosis at different sites. Semin Diagn Pathol, 2006, 23 (2): 70-83.

[2] MIETTINEN M, SOBIN LH, LASOTA J. Gastrointestinal stromal tumors of the stomach: A clinicopathologic, immunohistochemical, and molecular genetic study of 1 765 cases with long-term follow-up. Am J Surg Pathol, 2005, 29 (1): 52-68.

[3] MIETTINEN M, MAKHLOUF H, SOBIN LH, et al. Gastrointestinal stromal tumors of the jejunum and ileum: A clinicopathologic, immunohistochemical, and molecular genetic study of 906 cases before imatinib with long-term follow-up. Am J Surg Pathol, 2006, 30 (4): 477-489.

[4] MIETTINEN M, FURLONG M, SARLOMO-RIKALA M, et al. Gastrointestinal stromal tumors, intramural leiomyomas, and leiomyosarcomas in the rectum and anus: A clinicopathologic, immunohistochemical, and molecular genetic study of 144 cases. Am J Surg Pathol, 2001, 25 (9): 1121-1133.

6.3 原发胃肠间质瘤疾病进展风险评价（AFIP）[a]

核分裂象 （个/5mm²）	大小（cm）	胃	十二指肠	空/回肠	直肠
≤5	≤2	无（0）	无（0）	无（0）	无（0）
	>2，≤5	极低度（1.9%）	低度（4.3%）	低度（8.3%）	低度（8.5%）
	>5，≤10	低度（3.6%）	中度（24%）	**	**
	>10	中度（10%）	高度（52%）	高度（34%）	高度（57%）
>5	≤2	**	**	**	高度（57%）
	>2，≤5	中度（16%）	高度（73%）	高度（50%）	高度（52%）
	>5，≤10	高度（55%）	高度（85%）	**	**
	>10	高度（86%）	高度（90%）	高度（86%）	高度（71%）

注：**.这些组以及食管和胃肠道外 GIST 的病例数少，不足以预测恶性潜能。

【注释】

a 基于肿瘤相关死亡和肿瘤转移而定义；数据来自 1 055 例胃 GIST，629 例小肠 GIST，144 例十二指肠 GIST 和 111 例直肠 GIST。

6.4　胃肠间质瘤 TNM 分期

T- 原发性肿瘤

  T_x　原发性肿瘤不可评估

  T_0　无原发性肿瘤证据

  T_1　肿瘤 $\leq 2cm$

  T_2　肿瘤 $>2cm$，$\leq 5cm$

  T_3　肿瘤 $>5cm$，$\leq 10cm$

  T_4　肿瘤 $>10cm$

N- 区域淋巴结

  N_x^*　区域淋巴结不可评估

  N_0　无区域淋巴结转移

  N_1　有区域淋巴结转移

M- 远处转移

  M_0　无远处转移

  M_1　有远处转移

6.5 GIST 影像学规范化报告内容[1-2]

指标	征象
位置	食管，胃，十二指肠，空 / 回肠，结直肠，肠系膜等
大小	长径（mm）× 短径（mm）
形状及边缘轮廓[a]	类圆形，分叶状，不规则形；清晰，模糊
生长方式[b]	Ⅰ型，壁间；Ⅱ型，腔内；Ⅲ型，腔外；Ⅳ型，哑铃型
溃疡[c]	潜掘样，裂隙样，表浅凹陷
瘤内变性及分布特征[d]	出血，坏死，囊变（黏液 / 胶样变性）；中心分布，分散间杂
T_1/T_2WI 信号	高，低，混杂
强化程度及 CT 值	无，轻度，中度，高度；肿瘤密度（HU）（评效时测量静脉期）
强化模式	均匀 / 不均匀，渐进强化 / 强化减低
血供来源	胃肠道壁，胃 / 肠系膜血管，邻近脏器血管分支
与邻近脏器关系	脂肪间隙清晰 / 消失，嵌插，弥漫浸润
肝脏 / 腹腔 / 淋巴结转移	无 / 有（位置、大小）

【注释】

a 边缘轮廓可反映 GIST 的侵袭性，侵袭性高者浸润生长，边缘多模糊不清，侵袭性低者则膨胀生长，边缘往往光滑锐利。

b GIST 生长方式与预后相关，Ⅰ型和Ⅱ型体积较小，局限于壁内或突向胃腔内生长，预后相对较好；Ⅲ型和Ⅳ型则体积较大，因突向腔外生长，易于腹腔内播散而预后较差。

c GIST 为黏膜下肿瘤，溃疡往往始于肿块内部变性，随张力增高形成黏膜破口，坏死变性内容物排出后形成溃疡，故常呈潜掘或裂隙状，与癌性溃疡的火山口样形态不同。

d GIST 变性的影像学表现形式主要包括出血、坏死和囊变（包括黏液变性、胶样变性等）等。出血结合平扫 CT 或 MRI T_1WI、T_2WI 联合特征不难鉴别。囊变和坏死均呈 CT 低密度、MRI 长 T_1 长 T_2 信号，鉴别要点是前者为囊性特征，无强化，与邻近实性成分边界清晰；后者则边界模糊，增强后 CT 值可轻度升高（多在 10HU 内）。

参考文献

[1] HORTON KM, FISHMAN EK. Current role of CT in imaging of the stomach. Radiographics, 2003, 23 (1): 75-87.

[2] LIU M, LIU L, JIN E. Gastric sub-epithelial tumors: Identification of gastrointestinal stromal tumors using CT with a practical scoring method. Gastric Cancer, 2019, 22 (4): 769-777.

6.6 RECIST 及 Choi 标准

疗效	RECIST 标准[1]	Choi 标准[2]
CR	全部病灶消失，无新发病灶	全部病灶消失，无新发病灶
PR	肿瘤长径缩小 ≥ 30%	肿瘤长径缩小 ≥ 10% 或肿瘤密度（HU）减小 ≥ 15% 无新发病灶 非靶病灶无明显进展
SD	不符合 CR、PR 或 PD 标准	不符合 CR、PR 或 PD 标准 无肿瘤进展引起的症状恶化
PD	肿瘤长径增大 ≥ 20% 或出现新发病灶	肿瘤长径增大 ≥ 10%，且密度变化不符合 PR 标准 出现新发病灶 新的瘤内结节或已有瘤内结节体积增大

参考文献

[1] EISENHAUER EA, THERASSE P, BOGAERTS J, et al. New response evaluation criteria in solid tumours: Revised RECIST guideline (version 1. 1). Eur J Cancer, 2009, 45 (2): 228-247.

[2] CHOI H, CHARNSANGAVEJ C, FARIA SC, et al. Correlation of computed tomography and positron emission tomography in patients with metastatic gastrointestinal stromal tumor treated at a single institution with imatinib mesylate: Proposal of new computed tomography response criteria. J Clin Oncol, 2007, 25 (13): 1753-1759.

6.7 GIST 病理诊断流程

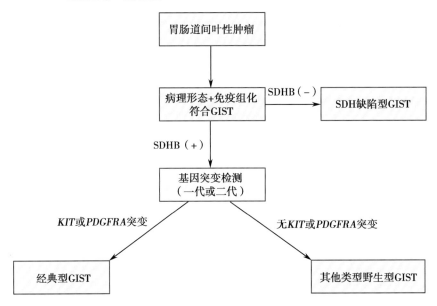

```
                        胃肠道间叶性肿瘤
                               │
                        CD117, DOG-1
                        免疫组化标记
          ┌──────────┬──────────┼──────────┬──────────┐
   CD117+, DOG-1-   CD117-, DOG-1+ᵇ   CD117+, DOG-1+   CD117-, DOG-1-
          │              ┊              │                │
   除外其他CD117+肿瘤    KIT/PDGFRA基因 ◄┄┄┄ 形态上仍不能排除GISTᶜ
   后加做分子检测ᵃ  ───►  突变检测
                              ┊
          无突变              有突变            无突变
              │                │                │
          野生型GIST?          GIST            非GIST
              │      非胃肿瘤
   SDH缺陷型GIST        │        分子检测BRAF、NF1、KRAS、PIK3CA等基因
   加做SDHA标记和  (-)  胃肿瘤加做  (+)  突变,或NTRK3、FGFR1、BRAF等基因重排
   SDHx亚单位突变 ◄──  SDHB标记 ──►
   检测
```

6.8 GIST 影像学鉴别诊断流程

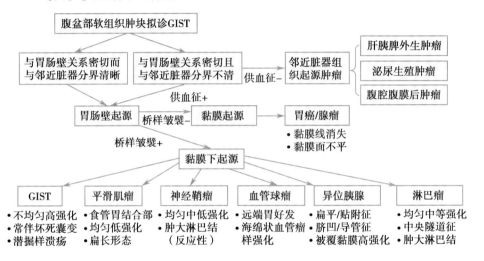

参考文献

［1］LEE NK, KIM S, KIM GH, et al. Hypervascular subepithelial gastrointestinal masses: CT-pathologic correla-tion. Radiographics, 2010, 30 (7): 1915-1934.

［2］KIM JH, EUN HW, GOO DE, et al. Imaging of various gastric lesions with 2D MPR and CT gastrography performed with multidetector CT. Radiographics, 2006, 26 (4): 1101-1118.

［3］LIM JS, YUN MJ, KIM MJ, et al. CT and PET in stomach cancer: Preoperative staging and monitoring of response to therapy. Radiographics, 2006, 26 (1): 143-156.

［4］KIM JY, LEE JM, KIM KW, et al. Ectopic pancreas: CT findings with emphasis on differentiation from small gastro-intestinal stromal tumor and leiomyoma. Radiology, 2009, 252 (1): 92-100.

［5］LIU M, LIU L, JIN E. Gastric sub-epithelial tumors: Identification of gastrointestinal stromal tumors using CT with a practical scoring method. Gastric Cancer, 2019, 22 (4): 769-777.